DU CANCER

DE LA

COLONNE VERTÉBRALE

ET DE SES RAPPORTS

AVEC LA

PARAPLÉGIE DOULOUREUSE

PAR

LE Dr LÉON TRIPIER

ANCIEN INTERNE DES HOPITAUX DE LYON,
MEMBRE ADJOINT
DE LA SOCIÉTÉ DES SCIENCES MÉDICALES DE LA MÊME VILLE,
LAURÉAT ET MEMBRE CORRESPONDANT DE LA SOCIÉTÉ
MÉDICALE D'AMIENS,
MEMBRE CORRESPONDANT DE LA SOCIÉTÉ ANATOMIQUE ET DE LA SOCIÉTÉ
MICROGRAPHIQUE DE PARIS.

Avec figures lithographiées

PARIS
VICTOR MASSON ET FILS,
PLACE DE L'ÉCOLE DE-MÉDECINE.

1867

DU CANCER

DE LA

COLONNE VERTÉBRALE

ET DE SES RAPPORTS

AVEC LA

PARAPLÉGIE DOULOUREUSE

PAR

Le Dʳ Léon TRIPIER

ANCIEN INTERNE DES HOPITAUX DE LYON,
MEMBRE ADJOINT
DE LA SOCIÉTÉ DES SCIENCES MÉDICALES DE LA MÊME VILLE,
LAURÉAT ET MEMBRE CORRESPONDANT DE LA SOCIÉTÉ
MÉDICALE D'AMIENS,
MEMBRE CORRESPONDANT DE LA SOCIÉTÉ ANATOMIQUE ET DE LA SOCIÉTÉ
MICROGRAPHIQUE DE PARIS.

Avec figures lithographiées

PARIS
VICTOR MASSON ET FILS.
PLACE DE L'ÉCOLE-DE-MÉDECINE.

1867

INTRODUCTION.

La généralisation du cancer est certainement une des questions les plus obscures de la pathologie (1). Pour la résoudre, il faut avant tout éviter l'hypothèse et recourir à l'observation exacte des faits.

L'étude des masses secondaires de la colonne vertébrale nous ayant conduit à des résultats que nous croyons nouveaux, il était naturel d'en rapprocher celle des masses primitives. C'est ce qui nous a engagé à envisager dans son ensemble l'histoire du cancer de la colonne vertébrale.

A part les observations de M. Cruveilhier (*Anat. patholog. du corps humain*) et un fait intéressant de M. Gawriloff (*Würzburger medic. Zeitschrift.*, 1863, B. IV), on peut dire que tous les travaux ayant directement trait au cancer de la colonne vertébrale sont de date récente.

M. Cazalis avait remarqué la fréquence des masses secondaires de la colonne vertébrale chez les malades qui succombent à l'affection cancéreuse ; il avait aussi observé la coïncidence de ces mêmes masses avec le cancer du sein ; enfin leur siége tout spécial à la région lombaire lui avait permis de soupçonner la cause de certains phénomènes nerveux sur lesquels son successeur à la Salpêtrière a surtout attiré l'attention.

(1) Si nous conservons l'expression de cancer c'est faute de pouvoir en donner une meilleure pour désigner les tumeurs qui ont une tendance constante à l'envahissement, récidivent la plupart du temps, quand on les opère, et peuvent se généraliser à une certaine époque de leur développement, ce qui ne préjuge rien sur leurs caractères anatomiques.

M. Charcot s'est efforcé de spécifier le mécanisme et la nature des altérations du système nerveux et a cherché à caractériser les manifestations qui en dépendent, en proposant la dénomination de *Paraplégie douloureuse*. En outre, dans une communication faite à la Société médicale des hôpitaux (séance du 22 mars 1865), il a consigné : d'une part, les remarques de M. Cazalis, de l'autre le résultat de ses propres investigations.

Depuis cette époque, un certain nombre de faits ont été présentés à la Société de biologie, soit par M. Charcot lui-même, soit par ses internes MM. Cornil, Bouchard et Cotard.

A ces premiers travaux nous avons pu ajouter de nouveaux faits recueillis dans le service de M. Charcot, ce qui nous a permis de donner plus de développement encore à l'anatomie pathologique.

Nous sommes heureux de lui témoigner ici toute notre reconnaissance.

Nous devons également remercier M. Cazalis et M. Verneuil des documents pleins d'intérêt qu'ils ont bien voulu nous communiquer.

Nous prions M. Vulpian, dont nous avons eu plus d'une fois à apprécier l'extrême obligeance, d'accepter l'expression de notre gratitude pour les observations qu'il a mises à notre disposition.

C'est aussi avec bonheur que nous saisissons l'occasion de rappeler tout ce que nous devons à notre excellent maître M. Ollier; grâce aux études antérieures entreprises sous sa direction, nous avons pu aborder ce point particulier de la pathologie du système osseux.

CHAPITRE PREMIER

Le cancer de la colonne vertébrale est primitif ou secondaire. Cette distinction doit être conservee quoiqu'il soit souvent difficile de l'établir non-seulement pendant la vie, mais encore après la mort. De ces deux propositions, la première, question de clinique, trouvera sa place à propos de la symptomatologie et du diagnostic; la seconde, question d'anatomie pathologique, sera discutée dans le présent chapitre à l'occasion de chaque fait en particulier. Les expressions de cancer circonscrit ou limité, et de cancer non-circonscrit ou diffus, employées pour spécifier la manière d'être du cancer dans les os, en général, ont fait leur temps ; le microscope a surabondamment démontré que la délimitation dans le cancer, était plus apparente que réelle; bien plus, il a fait voir que, lorsqu'elle existait, la néoplasie avait déjà atteint sa période ultime (période régressive) dans

Tripier. 1

les points circonscrits. Ces mêmes dénominations , appliquées à désigner les différents modes de développement du cancer dans le tissu osseux , ont une valeur incontestable , et qu'il serait au moins spécieux de discuter dans l'état actuel de la science. Aussi , les conserverons-nous sans oublier la distinction capitale que nous avons cherché à établir, et qu'on a tort , en France, de négliger. Nous admettrons donc que le cancer (nous avons dit les raisons qui nous avaient fait conserver ce mot) peut se rencontrer dans la colonne vertébrale sous deux formes principales : 1° *forme primitive* qui est rare, disons-le par avance ; 2° *forme secondaire*, qui est fréquente , et même très-fréquente , si l'on en juge par le nombre des cas qu'il nous a été donné d'observer comparativement au nombre de ceux que nous aurions pu recueillir dans des conditions plus favorables encore. Dans cette seconde forme, nous distinguerons : *A.* le cancer secondaire par extension ou par propagation ; *B.* le cancer secondaire par généralisation.

1° FORME PRIMITIVE.

Il est assez commun, chez les vieillards , de rencontrer au centre des corps vertébraux des espaces plus ou moins considérables remplis d'une moelle jaunâtre qui pourraient donner le change à un observateur qui n'est pas prévenu, et lui faire croire à un cancer primitif, si surtout pendant la vie il a noté des douleurs à la partie postérieure du tronc, phénomène fréquent à cet âge, et qui tient à des causes multiples dont nous nous efforcerons d'établir plus loin la valeur diagnostique. Ces espaces agrandis, assez bien limités dans certains cas, sont dus à un processus nécrobiotique portant sur la substance fondamentale de l'os qui s'infiltre de granulations moléculaires, et se dissout peu à peu, pendant que les cavités dont il est creusé (canalicules de Havers et ostéoplastes) se remplissent de graisse qu'on retrouve sous différentes formes tant en dehors qu'à l'intérieur des éléments médullaires.

Il est une affection peu connue, mal étudiée et confondue à tort avec les autres états où l'on observe également la médullisation du tissu osseux, sur laquelle MM. Charcot et Vulpian attirent l'attention dans leurs cliniques : A la simple vue, les os sont rouges et ramollis; au microscope, on trouve bien une raréfaction du tissu osseux, mais la moelle est fibroïde et vasculaire. Localisée aux corps vertébraux, cette lésion ne laisserait pas que d'embarrasser comme interprétation : car, comme nous le verrons bientôt, il est une forme de cancer dans laquelle la néoplasie se présente au début avec des coractères analogues. Indépendamment de la symétrie et de la diffusion qui sont la règle dans cette sorte de ramollissement des os chez les vieillards, les caractères histologiques mentionnés plus haut achèveraient de lever tous les doutes.

Que dire maintenant des faits allégués par Fœrster (*Würzburger mediciniche Zeitschrift*, t. II, p. 1 ; 1861) en réponse à cette prétendue ostéomalacie vraie des cancéreux signalée par Rokitansky dans son *Traité d'anatomie pathologique* ?

En ce qui concerne le cancer primitif de la colonne vertébrale , rappelons seulement pour mémoire que, dans quatre observations, il s'agit de cancers qui occupaient à peu près toutes les pièces du squelette et qui paraissaient avoir débuté par le thorax pour irradier de là vers les os des membres sans qu'il fût possible de dire si la colonne vertébrale avait été primitivement le siége du processus morbide.

M. Cruveilhier, dans son Atlas d'anatomie pathologique (*Maladies de la moelle épinière*, 32ᵉ livraison, p. 6), a publié l'observation suivante :

OBSERVATION Iʳᵉ. — Paraplégie douloureuse par dégénération cancéreuse d'une vertèbre. — Mort de pneumonie.

«Chevallier (Élisabeth-Adélaïde), 64 ans, entre, le 8 mars 1837, à l'infirmerie de la Salpêtrière, salle Saint Alexandre, n° 18, dans l'état suivant :

« Paraplégie incomplète ; douleurs très-vives et presque continuelles dans les genoux , les mollets, les talons, et le long des nerfs sciatiques.

« L'immobilité est douloureuse aussi bien que la contraction musculaire.

«La malade ne peut pas rester en place et pourtant elle redoute d'en changer à cause du redoublement de douleur qui en est la suite inévitable.

« Les mouvements actifs, comme les mouvements communiqués , sont également douloureux. Quant au caractère de la douleur, c'est un engourdissement ou fourmillement.

«Au lit, elle meut assez bien les jambes. Levée, elle marche à l'aide de deux personnes qui la soutiennent. Elle exécute les mouvements de progression, mais terre à terre, en traînant les pieds ; elle tomberait comme une masse si on cessait de la soutenir. Les deux membres inférieurs sont également affaiblis ; les membres supérieurs sont parfaitement sains. L'examen de la région lombaire fait découvrir la cause matérielle de cette paraplégie dans une saillie des apophyses épineuses de la douzième vertèbre dorsale et de la 1re vertèbre lombaire. Il m'est d'ailleurs impossible de préciser la lésion qui a amené la déviation.

« Pour les commémoratifs, je recueille que la malade n'est dans cet état que depuis un an. Elle attribue à un refroidissement subit , par suite duquel elle a éprouvé une douleur avec tuméfaction de la région lombaire. Bornée d'abord à cette région , la douleur s'étendit bientôt à la cuisse droite, puis à la cuisse gauche, le long des nerfs sciatiques, et à la partie interne des cuisses. Les jambes et les pieds, d'abord respectés, ne tardèrent pas à être envahis. (Je n'ai pas noté la sensibilité tactile sous

l'influence du pincement, de la piqûre, du chaud,
du froid, etc.) La douleur coïncide souvent avec
une diminution notable dans la sensibilité tactile.
Je prescrivis deux moxas de chaque côté de la saillie des épines et l'opium à l'intérieur, pour calmer
la douleur.

« La malade se trouva tellement soulagée qu'elle
demanda à sortir de l'infirmerie à la fin de mars.
Elle y fut transportée de nouveau le 25 septembre.
Je reconnus tous les signes rationnels d'une pneumonie aiguë parvenue à sa dernière période. L'état
de la malade me parut désespéré. Elle refusa de se
mettre sur son séant, et je n'insistai pas. Je me
contentai d'ausculter en avant, où je reconnus une
respiration puérile à gauche, un râle à grosses bulles
à droite. Une saignée fut pratiquée le 26. Le 28,
2 onces d'huile douce de ricin. Elle succomba la
nuit suivante.

« A l'ouverture, je trouvai une dégénération cancéreuse de la première vertèbre lombaire, par suite
de laquelle la moelle était comprimée, comme
étranglée, mais sans solution de continuité manifeste.

« Tout le lobe supérieur du poumon gauche, sauf
le bord antérieur, la partie supérieure du lobe inférieur du même côté étaient frappés de pneumonie. Comme dans toutes les pneumonies, une
couche pseudo-membraneuse mince tapissait la
plèvre et recouvrait le poumon. »

Ce fait est un type de cancer à forme primitive de la colonne vertébrale. L'examen clinique est irréprochable. Quant aux détails anatomiques, ils laissent quelque peu à désirer. Nous aurions bien tenu à savoir la variété à laquelle appartenait le cancer, si d'autres vertèbres n'étaient pas envahies ; mais, pour ce faire, l'emploi du microscope était indispensable.

Nos recherches sur le cadavre ne nous ont pas permis jusqu'ici de rencontrer de cas semblable. Parfois, nous avons trouvé dans les corps vertébraux des modifications de forme et de structure ; les unes physiologiques, les autres pathologiques, qui auraient pu nous induire en erreur si l'examen microscopique ne nous était venu en aide ; toutes se rapportaient aux deux formes de médullisation du tissu osseux, par la notion desquelles nous avons cru logique de commencer cet article.

Il n'en reste pas moins vrai que le cancer à forme primitive de la colonne vertébrale existe, et qu'il peut, tout comme le cancer à forme secondaire de cette même partie du squelette, amener la paraplégie douloureuse par affaissement des corps vertébraux.

2° FORME SECONDAIRE.

Fidèle au plan que nous nous sommes tracé, nous décrirons successivement : A. le cancer secondaire

par extension ou par propagation, B. le cancer secondaire par généralisation. Ce n'est pas sans arrière-
pensée, disons-le en commençant ; car, plus nous
avançons dans l'examen si complexe des faits, soit
que, concentrant exclusivement notre attention sur
chacun d'eux en particulier, nous recherchions la
nature intime de chaque lésion, le passage presque
insensible de l'une à l'autre, soit qu'au contraire
nous plaçant à un point de vue plus élevé, et prenant ces mêmes faits isolément, nous comparions
les phénomènes morbides les plus éloignés, plus
nous sommes persuadé que tous se ressemblent et
n'offrent de différence que pour nos yeux encore
mal exercés. Cet espace, si limité qu'il soit, cette
distance, si courte qu'elle puisse paraître, sont les
seuls obstacles qui ne permettent pas de découvrir
le trait d'union. Rien d'étonnant, dès lors, que tant
d'hypothèses aient vu le jour : hier c'était le sang ;
aujourd'hui c'est le tissu conjectif ; demain peut-
être ce sera autre chose. Et pourtant il existe, ce
trait d'union. Faut-il donc se prononcer? Pour nous.
nous préférons attendre et retourner à nos observations.

A. *Cancer secondaire par extension ou par propagation.*

M. Cruveilhier a dit quelque part, dans son
Atlas d'anatomie pathologique : « Le cancer non circonscrit est en général limité à une partie d'os ou
à un seul os. » Nous ajouterons « à la simple vue », et
nous avons dit pourquoi.

Les observations relativement nombreuses de cancers secondaires par extension ou par propagation de la colonne vertébrale qu'il nous a été donné de lire, offraient ceci de commun que dans toutes, ᴌes lésions étaient plus marquées au milieu des corps vertébraux que sur les autres points des vertèbres. Ce qui semble indiquer que, puisque les parties les plus altérées dans les néoplasies répondent en général à celles qui sont les plus anciennes ou les premières en date, le cancer primitif devait occuper, soit les parties antérieures, soit les parties latérales du rachis.

C'est qu'en effet, dans la majorité des cas, le cancer primitif paraissait avoir débuté par les reins, le pancréas, le rectum ; d'autres fois. le cancer primitif était très-éloigné et se propageait à la colonne vertébrale par l'intermédiaire des ganglions prévertébraux.

Ce siége, tout spécial, si fréquent et si favorable du cancer primitif suffit-il à expliquer le début par les corps vertébraux ? Oui et non. Quoique nous n'ayons pas rencontré de cancer primitif à la partie postérieure du tronc, qui se soit propagé à la colonne vertébrale, nous pensons cependant qu'il est dans la structure des vertèbres, des conditions qui favorisent cette propagation aux corps vertébraux. Les lames et les apophyses sont peu riches en tissu spongieux où prédominent un tissu conjonctif jeune (éléments de la moelle) et des vaisseaux par la voie desquels se font les échanges nutritifs : et, de même que pour les os des membres, ce sont les épiphyses, et très-rarement les diaphyses, qui sont le siége du cancer, quelle qu'en soit du reste la forme, de même les corps des vertèbres sont là comme des centres où les premiers phénomènes néoplasiques apparaissent, et souvent entre le cancer primitif et le cancer secondaire du corps de la vertèbre, le processus n'a laissé que quelques corpuscules du tissu conjonctif en voie de prolifération. Ceux-ci appartenaient soit à la tunique des vaisseaux (capillaires ordinairement), soit au tissu qui sert de substratum à ces derniers.

L'observation suivante, recueillie par notre excellent ami M. Henri Rondet, est intéressante à tous ces points de vue.

Obs. II. — Sarcocèle coïncidant avec des tumeurs multiples de la fosse iliaque du même côté. — Signes d'obstruction veineuse dans le membre inférieur du côté opposé.
Autopsie : Carcinome encéphaloïde des bourses. — Propagation aux ganglions prévertébraux et à la colonne vertébrale. — Masses secondaires télangiectodes dans le foie, les poumons et le cerveau probablement.

Jean Mathias, âgé de 30 ans, entre le 27 août 1866 à l'Hôtel-Dieu de Lyon, salle Saint-Bruno (service de M. Perroud).

Il y a quatre mois, sans cause connue, le testicule droit se prit à grossir ; puis, survinrent des douleurs le long du trajet du cordon, et enfin apparut une tumeur dans le ventre.

Actuellement : Le testicule a le volume d'un œuf

de poule, il est dur, bosselé, douloureux à la pression. La peau des bourses, à ce niveau, n'est ni
rouge ni adhérente. L'épididyme et le cordon paraissent sains.

La fosse iliaque du même côté est le siége de
masses multiples qui remontent jusqu'à l'ombilic,
sans empiéter toutefois sur la ligne médiane. Douleurs lancinantes continuelles qu'exaspère la pression dans le flanc droit. L'examen des organes
thoraciques ne dénote rien de particulier.

Le foie a son volume normal. L'appétit est dimi-
nué. Les digestions se font bien. Légère constipation. Les urines sont un peu foncées mais ne contiennent ni pus, ni sang, ni albumine.

Le malade parait amaigri, il a perdu ses forces.
Pouls, 96 ; peau chaude, sa coloration n'a pas
changé.

Dans le courant du mois de septembre, le malade
se plaint d'une toux quinteuse qui revient tous les
matins, depuis quelques jours, et s'accompagne de
crachats sanguinolents. En outre, douleurs dans la
fosse sous-épineuse droite. La prostration est telle
qu'on ne peut ausculter la poitrine. Au commencement du mois d'octobre, on note quelques douleurs
dans le pied gauche. Cordons bleuâtres, durs et
douloureux à la pression, sur la face interne de la
cuisse du même côté. L'appétit a complétement disparu ; la faiblesse est extrême ; constipation opiniâtre ; rétention d'urine ; mort le 7 octobre 1866.

Autopsie. La tumeur des bourses, fendue suivant

son plus grand diamètre qui est vertical, semble
avoir pris naissance dans le tissu cellulaire qui unit
le testicule à l'épididyme complétement intacts l'un
et l'autre. Son tissu est blanchâtre. Par le raclage
on obtient une grande quantité de suc lactescent qui
est composé d'éléments volumineux (noyaux et cellules) non adhérents et très-foncés en couleur ce qui
tient au nombre considérable de granulations qui
se trouvent dans leur intérieur comme du reste en
dehors d'eux, où l'on rencontre, çà et là, des vestiges
d'une substance fondamentale peu épaisse, mais
fibrillaire encore dans certains points.

A l'ouverture de l'abdomen, on voit les intestins
déjetés à gauche par des masses énormes, mame-
lonnées, qui envoient des prolongements jusque
dans la cavité thoracique par les ouvertures qui se
trouvent à la partie postérieure du diaphragme.
Elles paraissent développées aux dépens des ganglions prévertébraux, ce que confirme l'examen
microscopique.

La veine cave inférieure, comprise dans la partie
la plus volumineuse de ces masses, est perforée à
gauche par un prolongement qui s'est pédiculisé
au niveau de l'orifice d'entrée. Ce prolongement est
renflé dans sa partie libre qui flotte sur une longueur
de 6 cent. dans le sens du courant sanguin.

Le rein droit est envahi et sa substance propre a
presque complétement disparu. Le tissu nouveau est
toujours blanchâtre, il donne beaucoup de suc par
le raclage.

Le foie et les poumons sont farcis de masses rougeâtres plus ou moins ramollies, ayant un volume qui varie entre celui d'une noisette et celui d'une grosse orange. Examinées au microscope, elles paraissaient presque exclusivement formées des mêmes éléments que la tumeur testiculaire, à cette différence près, que le stroma au lieu d'être formé de tissu conjonctif était représenté par des vaisseaux capillaires ayant l'aspect moniliforme.

Le cerveau était aussi le siége à sa superficie de trois petites tumeurs de la grosseur d'une amande. L'examen microscopique n'en a pas été fait.

Pour ce qui est de la colonne vertébrale, sur une coupe portant sur les corps vertébraux, on voyait après le lavage les aréoles du tissu spongieux, agrandies et remplies d'une moelle blanchâtre assez facilement énucléable, au centre du moins. A la périphérie des corps vertébraux, cette coloration n'était plus aussi nette, la moelle était jaunâtre et plus adhérente aux aréoles du tissu spongieux. Au microscope, sur des tranches très-minces, on voyait au milieu de la substance fondamentale des espaces anfractueux, résultant de la fusion de plusieurs canalicules de Havers , remplis d'éléments volumineux où la forme nucléaire prédominait avec un grand nombre de granulations moléculaires, tant à l'intérieur qu'en dehors des éléments. Ces espaces communiquaient avec d'autres beaucoup plus considérables (aréoles du tissu spongieux); là, plus de trace de tissu osseux mais seulement les mêmes élé-

ments volumineux, remplis de gouttelettes graisseuses et dont plusieurs se désagrégeaient par la
rupture de leurs parois et la mise en liberté du contenu. Voilà pour le centre des corps vertébraux ; à
leurs limites en avant, le tissu osseux était intact.
Seules, les aréoles du tissu spongieux contenaient
moins de graisse qu'à l'état normal et un grand
nombre de noyaux à nucléole très-brillant, disper-
sés par groupes dans les mailles d'une substance
fondamentale fibrillaire. Immédiatement au-dessous
du périoste épaissi et adhérent d'une part aux masses
ganglionnaires dégénérées, de l'autre aux corps
vertébraux, on pouvait suivre sur des coupes des
traînées sombres, allant les unes aux autres et con-
stituées soit par des capillaires à une seule tunique
dont les parois étaient couvertes de noyaux soit par
ces mêmes noyaux, mais plus volumineux en prolifération luxuriante au milieu d'une trame conjonctive relativement très-claire.

Ce qui frappe dans cette observation, c'est d'a-
bord ce carcinome encéphaloïde qui n'intéressait ni
le testicule ni l'épididyme ; puis, cette propagation
de la néoplasie primitive aux ganglions prévertébraux, au rein droit, et de là, à la colonne vertébrale,
sous la même forme encéphaloïde, avec des particularités vraiment remarquables sur lesquelles nous
avons longuement insisté en ce qui concerne plus
spécialement la marche du processus dans les corps
vertébraux ; enfin ces vaisseaux constituant à eux

seuls la trame pour les masses secondaires des poumons et du foie. Fait très-important et qui montre
bien, comme a cherché à l'établir très-justement
du reste M. Cornil (*Du Cancer et de ses caractères
anatomiques;* Paris, 1866), que le cancer hématode
ou télangiectode n'est qu'un carcinome encéphaloïde
avec développement exagéré des vaisseaux, amin-
cissement et disparition de la trame de tissu conjonctif.

Telles sont les seules considérations que nous
avons cru devoir présenter sous le titre de cancer
secondaire par extension ou par propagation de la
colonne vertébrale, certain que nous sommes d'être
bien près de la vérité en ce qui touche la parenté
entre cette forme et la suivante.

B. Cancer secondaire par généralisation.

Ce serait une question bien intéressante que celle
de savoir si le siége primitif d'un cancer dans tel ou
tel organe, influe sur sa généralisation dans la colonne vertébrale. Or, notre petite statistique ne porte
que sur 22 cas de cancer généralisé ou regardé
comme généralisé à la colonne vertébrale :

Le sein était primitivement atteint . . . 18 fois.
Le rein. . . . . 2 —
Le tissu cellulaire sous-péritonéal. . 1 —
La peau cicatrisée à la suite d'un an-
   cien lupus. . . . . 1 —

Il est donc certain que la localisation de la tumeur primitive a une influence décisive sur sa généralisation dans la colonne vertébrale.

S'il en est ainsi, pourquoi la plus grande fréquence de cette généralisation à la suite du cancer du sein ?

D'abord, le cancer véritable (carcinome fibreux, encéphaloïde ; formes mixtes, variétés), est plus fréquent au sein que partout ailleurs ; et, de toutes les tumeurs dites cancéreuses, c'est celle qui a le plus de tendance à se généraliser. La statistique s'est depuis longtemps chargée de le démontrer. Ensuite, le sein n'est pas un de ces organes indispensables à la vie. comme l'estomac par exemple , un cancer mammaire peut exister et la santé générale n'être altérée que très-tardivement. Témoin cette dame que M. Cruveilhier a soignée pendant seize ans d'un cancer du sein, et dont la santé générale ne s'altéra que durant les six derniers mois de la maladie (*Anatomie pathologique générale*, t. V). Dans ces conditions, la tumeur se développe sans mettre la vie en danger, suit toutes ses phases, et a le temps de se généraliser. M. Cornil (*loc. cit.*) a très-judicieusement apprécié ces différents faits.

Enfin, il n'est pas jusqu'à cette coïncidence entre la genèse d'un néoplasme dans un tissu riche en éléments conjonctifs et l'apparition d'un autre néoplasme, dans un tissu riche aussi en éléments conjonctifs (*tissu spongieux des corps vertébraux*), qui ne soit remarquable et digne d'attirer l'attention.

M. Cazalis nous a exprimé sa manière de voir à cet endroit, d'une façon un peu différente, mais qui démontre bien que la filiation entre ces deux phénomènes ne lui avait pas échappé. « Le tégument externe et le squelette, tout cela ne fait qu'un ; c'est surtout dans les cas de cancer de la peau ou de ses couches profondes que j'ai rencontré des masses secondaires généralisées dans les os, et plus particulièrement dans la colonne vertébrale. »

Maintenant que nous avons essayé d'expliquer cette généralisation plus fréquente à la suite du cancer du sein, voyons si les différentes formes du cancer véritable sont également favorables à la production de masses secondaires dans les corps vertébraux. Car, des nombreuses espèces anatomiques qu'on peut regarder en clinique comme du cancer et qui se voient aussi dans le sein, nous n'avons observé que le cancer véritable (carcinome) qui, développé primitivement dans cet organe, se soit généralisé à la colonne vertébrale.

Sur 18 cas de cancer véritable du sein, nous trouvons :

15 squirrhes (carcinome fibreux), plus 1 squirrhe compliqué de masses colloïdes ; en tout, 16 squirrhes.

1 carcinome colloïde primitif.

1 cas douteux appartenant à Gawriloff de Moscou. (L'auteur a bien écrit en haut de son observation que nous reproduirons plus loin, *Carcinome de la mamelle droite*, mais sans spécifier davantage. Il

n'a pu étudier que les altérations des os et en particulier celles de la colonne vertébrale, consistant en un cancer épithélial à cellules cylindriques.)

Par conséquent, le squirrhe (carcinome fibreux) est le plus favorable à la production des masses secondaires dans la colonne vertébrale.

Pour cette même forme de squirrhe, il existe des variétés : sur 16 cas il est fait 10 fois mention des masses tuberculeuses à la périphérie de la tumeur et 9 fois la tumeur était ulcérée. Ces deux derniers caractères influent-ils sur la généralisation à la colonne vertébrale? Nous sommes tenté de répondre par l'affirmative d'autant plus que dans quelques observations, on a omis de noter ces particularités.

Restent les questions relatives aux opérations, aux récidives, elles nous semblent déplacées dans cet article, aussi les poserons-nous de nouveau à propos du diagnostic.

Pendant longtemps nous avons cru que c'était seulement dans les cas de cancer du sein que l'on rencontrait des masses généralisées dans la colonne vertébrale.

Les faits nous ont forcé à changer de manière de voir. Nous avons pu, en effet, réunir quatre observations de cancer ayant débuté dans d'autres organes ou sur d'autres points et ayant également occasionné la généralisation dans la colonne vertébrale.

Deux fois, le rein avait été le siége du cancer primitif: dans un cas il s'agissait d'un carcinome télangiectode, dans l'autre d'un sarcome (tumeur fibro-plastique de Lebert).

Une fois, c'était dans le tissu cellulaire sous-péritonéal que le squirrhe (carcinome fibreux) semblait avoir pris naissance.

Une fois, c'était sur des cicatrices anciennes d'un lupus qu'on avait vu survenir des tumeurs végé-tantes cancéreuses (cancroïde à cellules cylindri-ques).

En résumé, le cancer primitivement développé dans différents organes et plus particulièrement dans le sein sous forme de squirrhe (carcinome fi-breux) peut s'accompagner de généralisation à la colonne vertébrale.

Il nous reste, pour être complet, à décrire les phé-nomènes que nous avons constatés dans cette par-tie du squelette.

Ici, plusieurs questions se présentent :

1° Comment et dans quels points débute la néo-plasie?

2° Les masses secondaires reproduisent-elles tou-jours anatomiquement les formes et les variétés des tumeurs cancéreuses primitives qui leur ont donné naissance?

3° Quels sont les phénomènes qu'occasionnent, par leur présence, ces masses secondaires?

1° Comment et dans quels points débute la néoplasie?

Dans la majorité des cas, c'est au centre des

corps vertébraux qu'on voit apparaître les premières modifications.

Nous ne voudrions pas cependant l'affirmer ; car il nous est arrivé de rencontrer des granulations et même de grosses tumeurs secondaires sur la dure-mère rachidienne.

Il est vrai que dans ces cas on trouvait aussi des masses déjà très-développées dans les corps vertébraux de telle sorte qu'on ne pouvait pas savoir quel avait été le point primitivement envahi. D'autre part, M. Verneuil nous a dit avoir observé chez une dame paraplégique qui portait un cancer du sein, une tumeur à la partie postérieure de la région lombaire sans affaissement des corps vertébraux. Il porta le diagnostic suivant : Cancer primitif du sein avec cancer secondaire de la colonne vertébrale ayant amené la paraplégie.

L'autopsie n'a pas été pratiquée ; ce qui ôte à ce fait de sa valeur. Ainsi donc, jusqu'à plus ample informé, c'est au centre des corps vertébraux que débutent les premiers phénomènes néoplasiques. Inutile de rappeler que c'était aussi au centre des corps vertébraux que la néoplasie semblait avoir pris naissance dans l'observation II, relative au cancer secondaire par extension ou par propagation.

Nous ne possédons que deux pièces montrant bien ce qui se passe au sein du tissu osseux avant qu'on puisse apercevoir les éléments caractérisques, si l'on veut bien nous passer cette expression : l'une a été trouvée sur une femme du service de M. Charcot,

morte de cancer mammaire, dont l'observation n'a pas
été prise; l'autre a été recueillie sur une femme du
même service, mais dans ce cas, le cancer primitif
était constitué par des tumeurs végétantes (cancroïde à cellules cylindriques) développées sur les
cicatrices anciennes d'un lupus de la face, et peut-
être y a-t-il encore matière à discussion sur la
question de savoir si le néoplasme rencontré comme
par hasard dans la colonne vertébrale était de l'enchondrome véritable ou simplement du tissu
ostéoïde; c'est ce qui nous fera renvoyer la description de cette seconde pièce, en manière de réponse,
à l'article suivant. Par conséquent, nous n'utilise-
rons que la première, bien que nous soyons intimement convaincu que toutes deux puissent servir à
juger la même chose: le processus initial du cancer
par généralisation de la colonne vertébrale.

C'est une coupe du corps de la deuxième vertèbre
lombaire. Sur la ligne médiane, à la partie inférieure tout près du disque intervertébral, on aperçoit à l'œil nu une petite masse blanchâtre, nacrée,
du volume d'un pois à cautère, avec un prolongement qui la relie au disque intervertébral voisin.
Les aréoles du tissu spongieux environnant sont
moins larges. La substance osseuse qui les limite
paraît plus épaissie; elle se rapproche comme coloration de celle de la petite masse. Sur des tranches
très-minces, on voit, au microscope, les différentes
portions de la substance osseuse normale avec ses
systèmes de lamelle parfaitement réguliers et ses

ostéoplastes, réunis par un tissu nouveau qui ne
ressemble qu'imparfaitement au tissu osseux véritable. Il est constitué par une substance fondamentale, hyaline, transparente mais qui paraît fasciculée
à la façon de celle du tissu conjonctif à la suite de
l'addition d'une goutte d'acide acétique. Au milieu
d'elle se trouvent des cavités assez nombreuses par
places, mais groupées irrégulièrement et dont la
forme et les dimensions varient suivant les points
où on les considère. A la limite du tissu osseux
normal, elles sont identiques aux ostéoplastes à cela
près qu'elles auraient un volume un peu plus considérable et que les canaliculi formeraient, lorsqu'ils
existent, un chevelu embrouillé; le noyau qu'elles
contiennent est très-réfringent. Au centre du tissu
nouveau, elles ont de 0,04 à 0,02 de mill. et sont toujours ovoïdes, quelques-unes pourtant sont arrondies. Leur noyau, qui possède les mêmes caractères,
est entouré d'une membrane de cellule ratatinée en
certains points, dans d'autres considérablement
distendue, et alors l'élément complet remplit la cavité. Voilà pour les préparations où le processus
semble arrêté. Il est un premier stade que nous
n'avons fait qu'entrevoir sur une autre pièce et dans
lequel les espaces médullaires étaient remplis de
corpuscules du tissu conjonctif anastomosés; l'addition d'une goutte d'acide acétique donnait encore
à la substance fondamentale ce reflet blanchâtre que
nous avons signalé.

Dans un stade plus avancé et consécutif à celui

où le *processus* paraissait stable, non-seulement la substance fondamentale du tissu nouveau paraissait surbaissée par rapport à celle du tissu osseux normal, mais encore les cavités étaient considérablement agrandies et contenaient les mêmes éléments en prolifération. Les espaces médullaires véritables étaient agrandis aux dépens de l'os normal qui était anfractueux. Les ostéoplastes avaient pris des dimensions considérables en même temps qu'ils contenaient un ou plusieurs éléments conjonctifs. Au niveau de ces espaces médullaires, on trouvait comme un filet élégant à larges mailles, brisé, fracturé en certains points, mais se continuant à la périphérie, souvent dans une étendue assez considérable, avec cette même substance osseuse ainsi modifiée. Fréquemment il n'était pas facile de distinguer cette sorte de filet recouvert par d'innombrables éléments médullaires et de grosses vésicules graisseuses ; enfin de loin en loin ses mailles étaient incrustées de sels calcaires, malgré le séjour prolongé de la pièce dans l'acide chromique, ce qui ne contribuait pas peu à l'obscurcir encore. Quelle est la valeur de toutes ces modifications histologiques, que veulent-elles dire ?

Elles signifient qu'au début de la néoplasie, le tissu osseux des vertèbres est le siége d'une sorte d'hypertrophie de l'os qui se manifeste : dans un premier stade, par la prolifération des éléments médullaires et la formation à leurs dépens d'un tissu fibroïde parsemé d'éléments conjonctifs ; dans un second stade, qu'on pourrait appeler d'état, par la plus grande consistance et l'incrustation calcaire en certains points de ce tissu fibroïde qui comprime, refoule les corpuscules du tissu conjonctif, de telle sorte qu'on a, en fin de compte, à peu près la figure des ostéoplastes et l'ensemble de la préparation ressemble assez bien à ce que M. Virchow a décrit sous le nom de *tissu ostéoïde*; enfin, dans un troisième stade, par la raréfaction, l'atrophie et la disparition de la substance fondamentale et de ses sels calcaires, pendant que les éléments qu'elle contenait se sont mis à proliférer au sein des cavités agrandies qui les logeaient pour arriver à constituer des éléments médullaires jeunes, prêts à subir telle ou telle direction.

Les choses se passent-elles toujours de la sorte ? Nous ne saurions rien affirmer à cet égard. Dans les cas les plus favorables, on arrive à ce moment où il est si difficile de se prononcer et que nous avons cru par anticipation devoir appeler troisième stade, sans plus spécifier. Car, si dans ce fait il succédait bien au second constitué lui-même par la formation d'un tissu ostéoïde, d'ordinaire il est moins simple de surprendre, en quelque sorte, la marche du *processus*. On peut bien affirmer qu'il va se faire une néoplasie, puisqu'on voit se former des granulations médullaires, mais les restes du tissu ou des tissus préexistants sont tellement altérés qu'il est impossible d'être plus explicite.

2° Les masses secondaires reproduisent-elles toujours anatomiquement les formes et les variétés des tumeurs cancéreuses primitives qui leur ont donné naissance ? Nous venons de voir que les phénomènes primordiaux aboutissaient à la formation de granulations médullaires. Or, jusqu'ici rien de spécifique, rien qui puisse permettre de dire : il y a du cancer. Il ne faudrait pas croire que ces deux périodes soient aussi tranchées que les divisions nécessitées par l'exposé des faits paraissent l'indiquer ; bien au contraire, tout se confond pour ainsi dire, et il ne faut rien moins qu'un examen attentif, souvent répété et portant sur des pièces où les lésions se ressemblent, pour discerner ce qui précède de ce qui suit, ce qui est normal de ce qui est pathologique.

Nos 22 cas de cancer généralisé à la colonne vertébrale étaient ainsi répartis en ce qui concerne les espèces anatomiques primitives :

Squirrhe . . . . 16 cas.
Carcinome colloïde . . . . 2 cas.
Carcinome télangiectode . . . . 1 cas.
Sarcome (tumeur fibro-plastique de Lebert). . . . . 1 cas.
Cancroïde à cellules cylindriques . . . . 2 cas.

Le squirrhe (carcinome fibreux) s'est toujours généralisé sous la même forme. De plus, dans la majorité des cas, pour ne pas dire dans tous, nous avons observé de l'ostéite hypertrophiante pouvant aller jusqu'à l'éburnation. Cette complication tient selon nous à deux causes bien distinctes comme nature et cependant entièrement semblables si l'on ne considère que le résultat : l'une est morbide, l'autre mécanique. La première se manifeste très-fréquemment lorsqu'une néoplasie s'est développée dans un os, sans qu'on puisse savoir si le résultat a été primitif ou consécutif ; la relation de notre fait semble prouver qu'il peut être primitif plus souvent qu'on ne le pense. Il n'en est pas moins vrai que le processus morbide, déjà accessible ou non à nos moyens d'investigation, agit à sa façon, en irritant les tissus et occasionne de l'ostéïte. Les os ne sont pas les seuls à jouir de ce privilége : s'il faut en croire les auteurs (Paulicki, carcinome ossifiant), les parties molles n'en seraient pas complétement exemptes. La seconde est parfaitement définie, ce qui est en rapport avec sa nature : un os est-il fracturé, il y a là une cause mécanique d'irritation. Quelles en seront les conséquences ? Les phénomènes qui président à la formation du cal, l'ostéïte ou un de ses degrés intermédiaires. M. Ollier a depuis longtemps mis à profit ce que le raisonnement faisait pressentir ; nous-même, à son instigation, avons pu après les résections sous-périostées chez de jeunes chiens, en irritant à différentes reprises avec un poinçon les parties reproduites, obtenir des os deux fois plus volumineux qu'à l'état normal.

Ces quelques détails suffisent pour justifier notre manière de voir relativement à l'ostéïte qu'on rencontre si souvent dans la colonne vertébrale. En effet, le cancer d'une part, la fracture ou l'écra-

sement de l'autre, voilà ce que l'on trouve constamment sur les corps vertébraux atteints d'ostéite
hypertrophiante, et, ce qui prouve bien que l'affaissement, subi par la vertèbre par suite des pressions
qui sont transmises à son tissu en partie médullisé,
joue un rôle très-important, c'est qu'il n'est pas un
cas d'éburnation franche sans tassement de la vertèbre. Le fait suivant est le plus bel exemple que
nous possédions.

Obs. III. — Squirrhe à forme tuberculeuse du sein. — Double
fracture des fémurs.
Autopsie : Masses secondaires dans les muscles des parois thoraciques, les côtes et la colonne vertébrale.

Joséphine Rondeau, âgée de 34 ans, entre, le
20 mars 1866, dans la salle Sainte-Marthe (service
de M. Charcot).

Admise à l'Hôtel-Dieu, il y a huit mois, pour s'y
faire opérer d'une tumeur du sein droit, elle est
tombée en glissant sur le parquet et s'est cassé les
deux cuisses. Depuis cette époque, elle n'a pas quitté
le lit.

La malade succombe au choléra le 27 septembre 1866.

Autopsie. Cancer en cuirasse du sein droit; nombreux tubercules cutanés; masses ganglionnaires
indurées dans l'aisselle et la région sus-claviculaire;
du même côté, les muscles sous-jacents aussi bien
que les côtes sont envahis; taches de bougie sur le
foie.

Les corps de la plupart des vertèbres dorso-lombaires, plus ou moins affaissés, sont le siége de masses de consistance et de coloration variables. Les unes, d'un blanc mat, ne se laissent pas pénétrer par le bistouri et se continuent insensiblement avec un tissu fibroïde, rougeâtre, assez résistant, qu'on retrouve à peu près dans tous les points qui n'ont pas été envahis par les masses précédentes. Les autres sont formés d'un tissu grisâtre plus mou et s'énucléent facilement. Ces teintes différentes, bien limitées du reste, ne sauraient être justement indiquées que par un dessin en couleur, quoique la comparaison avec certaines pièces de marqueterie donne une idée assez bonne de la figure considérée dans son ensemble. Sur des coupes, on pouvait très-bien suivre au microscope la série des phénomènes de l'ossification par la moelle devenue fibreuse, puis à côté un processus inverse, mais sans intermédiaire, aboutissant d'emblée à la formation de gros éléments (noyaux et cellules) dans les ostéoplastes agrandis.

Le fémur du côté droit, qui seul a pu être conservé, présentait aussi des lésions intéressantes. La partie supérieure de la diaphyse était augmentée de volume et tout à fait éburnée; à partir du tiers externe du col et en remontant, on trouvait un tissu tantôt grisâtre, tantôt rougeâtre, partout assez mou, qui avait complétement remplacé la substance osseuse; la tête de l'os, qui avait conservé sa forme, était recouverte de son cartilage perforé seulement au niveau du ligament rond. Ici encore, le microscope permettait de suivre, d'une part, les phénomènes de l'ostéite hypertrophiante, de l'autre, ceux du cancer fibreux.

Nous n'insisterons pas davantage, persuadé que la lecture des nombreuses observations de ce genre disséminées dans notre travail suffira à faire adopter notre manière de voir.

« Les carcinomes colloïdes, dit M. Cornil (*loc. cit.*), se divisent en deux groupes : dans un premier, il faut ranger ceux qui présentent l'aspect colloïde d'emblée, et qui lorsqu'ils se généralisent, se reproduisent aussi sous forme de tumeurs colloïdes secondaires ; dans un second, ceux qui ne présentent cette dégénérescence que partiellement, dans les parties les plus anciennes de la tumeur primitive, et qui, lorsqu'ils se généralisent, n'offrent pas cet aspect colloïde dans les tumeurs secondaires. »

Or, les deux cas que nous avons observés démontrent en partie le contraire.

Obs. IV. — Carcinome colloïde du sein. — Faiblesse extrême. — Signes de paraplégie douloureuse.
Autopsie : Masses secondaires dans les poumons et la colonne vertébrale (celles des poumons colloïdes). — Affaissement des corps vertébraux. — Compression des nerfs lombaires.

Barbanton, âgée de 79 ans, entre, le 15 mars 1865, dans la salle Sainte-Cécile (service de M. Charcot).

Etat de débilité profonde ; diarrhée.

— 34 —

Autrefois, douleurs très-vives dans les reins et
les membres inférieurs avec faiblesse de ces derniers.

Ces symptômes ont disparu en partie, mais elle
ne peut se tenir debout quoique exécutant encore
quelques mouvements dans son lit.

Il est impossible de se renseigner d'une façon
précise en raison de la faiblesse générale qui est
extrême.

Mort le 27 mai 1865.

Autopsie. Tumeur arrondie du volume d'un grosse
noix sur le côté droit du corps de la troisième vertèbre lombaire qui est affaissée sur elle-même. Quelques petites tumeurs de même forme existent dans
le corps des vertèbres voisines. Le canal vertébral
a ses dimensions normales. La moelle est intacte.
Les nerfs des troisième et quatrième paires lombaires qui traversaient la tumeur n'ont pas présenté d'altération notable au microscope. La tumeur
de la mamelle était gélatiniforme et constituée par
un stroma aréolaire, une grande quantité de substance amorphe et un nombre considérable de renflements pyriformes remplis de noyaux granuleux
et adhérents, comme par leurs pédicules, à la trame
générale.

Il existait dans les poumons de petites tumeurs
grosses comme des noisettes et de structure identique à celle de la tumeur mammaire.

Les masses incluses dans les corps vertébraux
offraient une trame conjonctive avec un grand nom-

bre de noyaux. Nulle part les espèces de renflements pyriformes du sein et des poumons.

Malade de la salle Sainte-Rosalie (service de
M. Charcot).

Autopsie faite le 27 mars 1863. Embonpoint ordinaire. Pas d'œdème des membres. Tumeur qui
occupe toute la région mammaire droite et s'étend
jusqu'aux attaches supérieures du grand pectoral.
Ulcérée au voisinage du mamelon qui est rétracté,
elle fait bientôt saillie pour se terminer assez brusquement sous forme de bosselures extrêmement
dures. Le centre, au contraire, est de consistance
assez molle. Coloration généralement rougeâtre.
Certains points sont violacés. A la coupe : petites
masses arrondies, blanchâtres, rénitentes, donnant
par le raclage un suc laiteux composé de cellules de
différentes formes, se rapprochant toutes plus ou
moins des cellules dites cancéreuses. En d'autres
points, substance gélatiniforme, de couleur ambrée
et transparente, formée d'une matière muqueuse,
filante, où se trouvent : 1° des cellules vésiculeuses
pâles, à contenu granuleux; 2° des leucocytes; 3° des
corpuscules de Gluge; 4° des granulations graisseuses, brillantes, mêlées à de grandes tablettes de

cholestérine. Les autres portions sont puriformes. Il existe aussi de petits kystes contenant soit un liquide muqueux, transparent, mêlé de sang, soit les éléments précédents, et de plus des cellules granuleuses et des leucocytes. Un de ces kystes, situé à la partie inférieure, a le volume d'un œuf de pigeon. Pas de ganglions axillaires.

A l'ouverture de la poitrine : péricarde sain, cœur volumineux. Aorte athéromateuse. Foyers de diverses grosseurs, les uns saillants, non ouverts, les autres donnant issue au contenu. Parmi ces derniers, il en est un qui a le volume d'une noisette, il est situé à la partie supérieure de la crosse aortique.

Poumon gauche normal. Poumon droit non rétracté, adhérent à la plèvre, qui n'a pas moins de 2 millimètres d'épaisseur, et lui forme une coque complète. Le tissu pulmonaire est rouge, de consistance tout à la fois molle et douce ; il est le siége d'une hépatisation granuleuse grise.

Les côtes du côté droit sont très-friables. A leur union à la colonne vertébrale, tumeurs de grosseur variable donnant à la coupe une surface lardacée d'où suinte par le raclage un liquide blanchâtre. Ce tissu nouveau se perd insensiblement au niveau des espaces médullaires agrandis. La colonne vertébrale présente, à la région lombaire, quatre tumeurs dures, saillantes en avant. A la coupe, les aréoles du tissu osseux sont plus larges et remplies d'une moelle rougeâtre qui, ici comme du reste pour les côtes, est constituée par des éléments analogues à ceux décrits précédemment.

La fosse iliaque interne est criblée de saillies rougeâtres qui, au premier abord, ressemblent assez à des taches ecchymotiques; mais, toutes font relief et présentent un stroma identique : L'une d'elles a le volume d'une petite pomme, elle fait saillie en dedans, où elle soulève le psoas iliaque, et en dehors, où elle repousse le groupe des fessiers. C'est un véritable kyste à parois ostéo-périostiques, inégales, anfractueuses, d'où partaient en tous sens des tractus moitié fibreux, moitié osseux, formant des loges incomplètes remplies par une matière rougeâtre plus ou moins foncée, tantôt molle, tantôt liquide, où se retrouvent les grandes cellules, les corpuscules dits de l'inflammation, mêlés à des globules sanguins altérés.

Le nerf crural, le nerf sciatique, de même que les nerfs intercostaux, n'étaient ni rouges, ni augmentés de volume. Rien du côté des vaisseaux.

Il nous répugnerait de faire dire à nos observations ce qu'elles ne disent pas. Cependant, on ne saurait s'empêcher de reconnaître à leur lecture la contradiction entre les faits qu'elles semblent établir et les propositions énoncées plus haut. Quoi qu'il en soit, il est bon d'attendre avant de se prononcer.

Nous ne connaissons qu'un cas de carcinome télangiectode ; il appartient à M. Cornil. On a bien constaté une tumeur secondaire qui offrait la

même structure, mais elle était attenante d'une part
à la face externe de la dure-mère, et d'autre part
au périoste du corps des vertèbres dont la coupe n'a
pas été faite. Nous le publierons un peu plus loin
afin de lui conserver toute son importance.

Le sarcome s'est présenté une fois seulement à
notre observation. Développé primitivement dans le
rein, sous forme de tumeur fibro-plastique, il s'est
généralisé comme tel dans la colonne vertébrale.

Obs. VI. — Sarcome (tumeur fibro-plastique de Lebert) développé
dans le rein avec propagation à la veine cave inférieure. — Rhumatisme articulaire primitif.
Autopsie : Traces d'endocardite. — Lésions articulaires caractéristiques. — Masses secondaires dans les poumons et la colonne
vertébrale.

Victoire Huet, âgée de 66 ans, entre le 15 juin
1866 dans la salle Saint-Alexandre (service de
M. Charcot).

Depuis un an, tumeur faisant saillie dans le flanc
droit, immédiatement au-dessous des fausses côtes.
Elle est très-dure et d'un volume considérable.
Œdème des parois abdominales sur lesquelles se
dessinent de grosses veines. Les membres inférieurs
sont également infiltrés de sérosité ; ce phénomène est plus marqué à droite. Pas de teinte icté-
rique de la peau. Urines claires et transparentes.
La chaleur aussi bien que l'acide nitrique ne donnent aucun précipité.

La malade qui avait déjà fait un premier séjour

à l'infirmerie dans le courant de 1863, pour un rhumatisme articulaire chronique primitif, ne présente plus au niveau des genoux et des articulations des pieds que des déformations qui la rendent, il est vrai, impotente, mais n'occasionnent aucune douleur.

Vers le milieu du mois d'août, on note une exagération des phénomènes locaux; en même temps, dyspnée très-vive; perte de l'appétit; insomnie continuelle.

La mort arrive le 26 août 1866.

Autopsie. Pas de symphyse cardiaque. Le cœur est mou, flasque; les parois du ventricule gauche sont amincies et friables. Végétations en guirlande sur les valvules sigmoïdes de l'aorte; traces d'endocardite mitrale (petites végétations en plaques et vascularisation très-prononcée).

Masses secondaires dans les deux poumons qui ne renferment pas de tubercules.

Les lésions des genoux sont égales et caractéristiques des deux côtés; teinte ocrée de la synoviale qui est épaissie et doublée d'une couche de graisse à sa face externe. Corps étrangers, les uns cartilagineux adhérents aux franges synoviales, les autres d'apparence fibrineuse, libres dans la jointure. Destruction en certains points des cartilages d'encroûtement. Au fond de ces ulcérations, membrane celluleuse de nouvelle formation, éburnation de la surface articulaire fémorale; friabilité, état graisseux et bourrelets à la périphérie des têtes osseuses.

A l'ouverture de l'abdomen : tumeur énorme,
bouclée, située au-dessous du foie et adhérente à cet
organe par sa partie supérieure, comprimant en
arrière les gros vaisseaux ; l'aorte est déviée à gauche. La veine cave inférieure, dont les parois sont
d'abord aplaties et adossées, puis considérablement
renflées plus haut, est intimement unie à la tumeur
au niveau de la veine émulgente également dilatée.
En incisant les parois de ces deux vaisseaux, on
met à découvert une masse cancéreuse friable qui,
partant de la veine émulgente, remonte dans la
veine cave jusqu'au niveau de son passage à travers
le diaphragme. L'aorte était complétement vide.

La tumeur principale, débarrassée de ses adhérences, pèse 4550 gr. A la coupe, on reconnaît en
arrière la forme et la structure d'une partie du rein
dont la substance se confond insensiblement et sans
ligne de démarcation avec le tissu morbide. Ce dernier, d'apparence charnue, de consistance très-ferme
et très-résistante, est généralement rougeâtre. En
certains points, on remarque des masses jaunâtres,
caséeuses ; par la pression, il s'en écoule un liquide
sanguinolent.

Au microscope, sur de fines tranches, on voit des
aréoles contenant des éléments fibro-plastiques
(noyaux et cellules) infiltrés de granulations moléculaires, qui tranchent par leur couleur sombre sur
les parties voisines, essentiellement composées par
des corps fusiformes au milieu d'une substance
fondamentale conjonctive striée.

Le foie est volumineux, graisseux, fortement coloré par la bile. Tous les corps vertébraux depuis la
fin de la région cervicale jusqu'à la région sacrée
sont ramollis, blanchâtres. Aucun d'eux n'est affaissé. Différentes préparations nous ont montré la
même structure que pour la tumeur du rein. Le
tissu osseux est érodé en certains points; dans
d'autres, il a complétement disparu.

Reste le cancroïde à cellules cylindriques, dont
nous allons relater deux cas également remarquables.

Obs. VII. — Tumeurs végétantes développées sur les cicatrices
anciennes d'un lupus de la face et du cou. — Signes de cachexie.
Autopsie : Commencement de travail néoplasique dans la colonne
vertébrale.

Madeleine Farineau, âgée de 62 ans, entre, le
9 novembre 1865, dans la salle Sainte-Cécile (service
de M. Charcot).

Il y a vingt ans, apparition sur le nez d'un lupus
qui en deux ou trois ans fit des progrès rapides. A
cette époque, la malade entra à l'hôpital Saint
Louis dans le service de Gibert. De grandes discussions s'élevèrent, assure-t-elle, sur la question de
savoir s'il s'agissait d'un lupus ou d'un cancer.

Les différentes ulcérations de la face et du cou
remonteraient à sept ans. La perte de la vue date
d'un an.

Actuellement, il existe sur la lèvre supérieure et

le nez, immédiatement au-dessus du lobule, des ulcérations reposant sur un tissu cicatriciel. La région
fronto-orbitaire gauche est le siége d'une vaste perte
de substance avec anfractuosité intéressant le frontal, et laissant à la partie interne de la région sour-
cilière, la dure-mère à nu. C'est là qu'aurait existé
une tumeur qui peu à peu aurait été éliminée par
les progrès de l'ulcération. Au niveau de la région
sus-claviculaire du même côté, se voit une masse
exubérante qui forme au-dessus de la peau un im-
mense champignon fournissant un pus séreux et
exhalant une odeur infecte. On remarque encore sur
la joue correspondante une ulcération de la grandeur d'une pièce de 1 franc.

Toutes ces lésions avaient singulièrement défiguré
la malade qui sentait bien qu'elle était un objet de
répulsion pour les personnes qui l'approchaient;
aussi, se voilait-elle toujours la face. Pas de troubles intellectuels. Les fonctions organiques s'accom-
plissaient assez bien.

L'examen microscopique de la tumeur du cou a
été fait pendant la vie par M. Bouchard, et a présenté les mêmes particularités qu'après la mort.

La malade qui allait toujours s'affaiblissant chaque
jour, mourut enfin le 1er juillet 1866.

Autopsie. Tubercules disséminés en quantité considérable dans les deux poumons ; vaste excavation
au sommet du poumon droit.

La dure-mère est à nu au niveau de la bosse fron-
tale gauche ; sa face profonde en ce point ne paraît

ni enflammée ni adhérente avec l'arachnoïde. Im--
médiatement au-dessous, le cerveau a gardé sa consistance, mais il présente une teinte ardoisée verdâtre, qui au contact de l'air a complétement disparu, si bien qu'on n'a pu retrouver le point altéré
pour en faire l'examen microscopique.

Différentes coupes du frontal au niveau de la per-
foration nous ont montré : 1° sur les bords, de vastes
échancrures remplies d'éléments fibro-plastiques et
de cellules médullaires, avec des granulations moléculaires amorphes, dont les unes étaient libres,
les autres incluses dans les éléments ; 2° à l'intérieur,
de grandes cavités également anfractueuses et qui
paraissent formées par la réunion des canalicules de
Havers agrandis et la dissolution de la substance
osseuse intermédiaire. Ces cavités sont en partie
comblées par un tissu où prédominent les éléments
fibro-plastiques.

L'examen des différents viscères abdomino-thoraciques n'a fait découvrir aucune trace de généralisation. La tumeur du cou paraissait composée sur
des coupes : 1° d'un stroma de tissu conjonctif jeune
limitant ; 2° d'aréoles contenant des cellules d'é-
pithélium cylindrique, rangées avec une grande
régularité et infiltrées de granulations moléculaires
jaunâtres, qu'on retrouvait aussi en liberté, ce qui
donnait à ces parties de la préparation une coloration spéciale tranchant avec la teinte blanchâtre et
presque nacrée du stroma ; 3° on apercevait aussi
des capillaires, mais leurs parois étaient couvertes

d'une si grande quantité de noyaux qu'il était difficile d'en distinguer nettement la cavité.

L'idée d'un cancer, cliniquement parlant, ayant été émise dans différentes circonstances, on fit une coupe de la colonne vertébrale ; et, dans l'intérieur du corps de la première vertèbre lombaire on trouva une masse élastique, d'un blanc nacré, ayant le volume d'une noisette.

A l'œil nu, on pouvait croire à un enchondrome, et le microscope semblait tout d'abord confirmer cette manière de voir. Mais, un examen plus attentif nous a montré ce qui suit : sur différents points, on aperçoit des languettes de tissu osseux, qui par leur coloration, leurs systèmes de lamelles conservés, tranchent sur les parties environnantes. Il est à remarquer toutefois que les ostéoplastes ont un volume plus considérable que dans les parties qui sont en dehors du processus ; en outre les corpuscules qu'ils contiennent, apparaissent ici avec une netteté qu'on rencontre rarement. Sur les bords de ces languettes osseuses leur volume a doublé et même triplé, les noyaux qu'ils contenaient ont pris des dimensions plus considérables. En certains points on en rencontre deux dans la même cavité. Tous ont un nucléole très-brillant.

Jusque-là, pas d'erreur possible ; c'est bien du tissu osseux modifié il est vrai, mais véritable, qu'on a sous les yeux.

Plus loin, on aperçoit une substance fondamentale hyaline, transparente, légèrement striée en cer-

tains points et comme surbaissée par rapport au
plan des languettes précédemment décrites, avec de
larges cavités contenant un ou plusieurs éléments
analogues à ceux que nous avons dit se trouver dans
les ostéoplastes, avec cette différence cependant que
leur volume est plus considérable, et qu'autour du
point brillant sur lequel on rencontre parfois un nucléole également très-réfringent, on peut voir un
contour sinueux noir qui nous a paru être l'enveloppe ratatinée de cellules complètes dont l'existence
ne saurait être mise en doute pour peu qu'on les
suive au niveau des espaces médullaires. En ce
point, elles sont distendues, et contiennent des
noyaux multiples. La substance fondamentale, qui
a toujours la même coloration, est réduite à des
dimensions très-peu considérables, et figure une
dentelle à larges mailles dont plusieurs communi-
quent ensemble. Enfin, dans les espaces médullaires eux-mêmes on peut reconnaître encore ces cavités ; mais les éléments de la moelle les masquent
en partie.

Il nous paraît difficile de ne pas voir une analo-
gie frappante entre la description de cette petite
masse secondaire et celle de cette autre petite masse
secondaire qui nous a servi de type pour décrire les
premiers phénomènes qui se produisent, lorsque la
généralisation doit se faire dans les corps vertébraux
à la suite du cancer mammaire. Dans ce cas, toutefois, la néoplasie est arrivée à une époque intermé-

diaire aux stades, secondaire et tertiaire que nous
avons essayé d'établir ; telle est la seule différence.
Il nous semble donc acquis une fois de plus, que le
cancer secondaire de la colonne vertébrale débute
par la formation d'un tissu ostéoïde auquel succède
bientôt une médullisation plus ou moins complète
indispensable au processus formatif ultérieur, dont
la direction paraît déterminée par la nature de la
tumeur primitive. Si nous avons hésité à rapprocher
ces deux faits, c'est que dans une des séances de la
Société micrographique où nous faisions la présen-
tation de cette dernière pièce, M. Ranvier, dont
nous estimons la compétence en pareille matière, a
formellement déclaré qu'il croyait la petite masse
constituée par du cartilage ; il a basé son dire sur
des examens antérieurs relatifs à la structure intime
des enchondromes, qui lui auraient permis de voir
des variétés de forme encore plus bizarres.

Nous sommes moins éloigné l'un de l'autre qu'on
ne pourait le penser, car l'histoire du tissu ostéoïde,
en tant qu'on doive conserver ce nom à toutes les
modalités ostéogéniques qu'on y rattache, est loin
d'être achevée.

Obs. VIII. — Cancer épithélial à cellules cylindriques des os,
décrit par Gawriloff, de Moscou.
(Vürzburger medic. Zeitschrift, 1863, B. IV.)
« Carcinoma mammæ dextræ, glandul. axillar. dex., cutis pectoris,
« pleuræ, pulmonum et hepatis. — Œdeme pulmonum acut. —
« Hydrothorax. — Myoma uteri. »

« Le squelette présentait les changements suivants:

partie supérieure du sternum enfoncée, partie inférieure proéminente ; l'os lui-même était mou, se
laissant facilement couper avec des ciseaux et offrant
une infiltration cancéreuse diffuse ; côtes des deux
côtés ramollies, flexibles, et se brisant sous la moindre pression. A la coupe, elles paraissaient remplies
d'une substance molle, encéphaloïde, surtout à
droite; de sorte que, considérés dans leur ensemble,
ces néoplasmes se présentaient sous forme de nodosités multiples ayant un volume qui variait depuis
celui d'un grain de millet jusqu'à celui d'une noix,
quelquefois davantage, et occupant soit l'espace
compris entre la plèvre et les côtes, soit le tissu
même de celles-ci. La consistance et la couleur étaient
encore plus variables. Presque tous les corps des
vertèbres et une partie des apophyses épineuses à
leur base aussi bien que les os iliaques au niveau de
leur crête, présentaient l'infiltration diffuse ; pas de
cyphose considérable ; rien de spécial dans les os
des membres non plus que dans ceux du crâne.
En étudiant de plus près les altérations de la colonne
vertébrale, on voyait que celles-ci commençaient
à partir de la septième vertèbre cervicale, pour se
prolonger jusqu'à la fin de la région lombaire. La
forme de la dernière vertèbre cervicale aussi bien
que celle des 1ᵉ, 2ᵉ, 3ᵉ, 5ᵉ, 6ᵉ, 7ᵉ, et 8ᵉ vertèbres dorsales était conservée. La substance spongieuse de leurs
corps présentait une infiltration complète jusqu'au-
dessous de l'enveloppe osseuse extérieure ; quant
aux corps des 4ᵉ, 9ᵉ, 11ᵉ et 12ᵉ vertèbres dorsales, et à

ceux de toutes les vertèbres lombaires, ils étaient entièrement transformés : la forme en était changée, la hauteur diminuée, la largeur augmentée.

« Depuis la 10ᵉ jusqu'à la 12ᵉ vertèbre dorsale, le canal médullaire paraissait légèrement rétréci. Du reste, rien du côté de la moelle et de ses enveloppes ; toutes les lésions osseuses étaient plus prononcées au centre qu'à la périphérie ; les cartilages costaux et les disques intervertébraux n'offraient aucune altération.

« *Examen microscopique*. Le suc extrait par le grattage renfermait des cellules ovalaires, allongées, semblables à celles de l'épithélium cylindrique. Leurs noyaux étaient peu distincts ce qui tenait sans doute au séjour prolongé dans l'alcool qui avait amené la coagulation du contenu. Cependant la soude les rendait plus clairs. Des deux extrémités arrondies des cellules, l'une l'emportait sur l'autre. Quelques-uns de ces éléments étaient libres et nageaient isolément dans la préparation ; la plupart, symétriquement disposés, semblaient accolés ensemble.

« Sur des coupes très-minces on trouvait de plus un stroma fibrillaire limitant des espaces analogues aux corpuscules dits acineux qui variaient comme forme et comme grandeur. Les plus petits étaient ronds, les plus grands allongés, ovoïdes, quelques-uns se rapprochaient de la forme cylindrique. Dans tous on voyait les éléments décrits plus haut, disposés à la manière des rayons d'une roue, la plus grosse extrémité dirigée du côté de la périphérie, la plus petite aboutissant au centre des corpuscules si bien que lorsque ceux-ci étaient relativement volumineux il existait une espèce de cavité remplie soit de granulations seulement, soit de granulations et de cellules cylindriques flottantes. Dans le cas contraire tous les éléments se touchaient par leur sommet. Lorsque cette dernière disposition se rencontrait sur des corpuscules placés suivant leur longueur, on avait de petites plaques si régulièrement délimitées en dehors qu'on aurait pu croire au premier abord à une membrane limitante qui n'existait pas en réalité. Ces corpuscules étaient tantôt très-rapprochés les uns des autres, tantôt très-éloignés ou complétement isolés. Aucun d'eux n'offrait de renflements secondaires. Dans le stroma se voyaient des cellules du tissu conjonctif considérablement augmentées et fusiformes, avec des noyaux multiples. On ne pouvait pas remarquer leur passage immédiat à l'état de corpuscules acineux.

« Ces différentes particularités se rencontraient dans la moelle des os infiltrés comme dans les nodosités situées entre les côtes et la plèvre.

« Quant à la substance osseuse, elle présentait les altérations suivantes : 1° les ostéoplastes des trabécules étaient entourés d'un espace clair, bien limité, figurant un ovale (espaces de résorption), ce qui tenait à la résorption des sels calcaires ; quelques-uns contenaient encore des éléments cellulaires, le plus grand nombre n'en renfermaient pas. Dans certains points, on voyait de véritables lacunes produites par la disparition de la substance fondamentale entre les ostéoplastes agrandis. Il était impossible de dire ce qu'étaient devenues les cellules osseuses.

« Ces modifications se remarquaient surtout au milieu des trabécules; sur les bords, les espaces médullaires présentaient des découpures demi-rondes et inégales.

« 2° Quelquefois ces espèces de festons n'existaient pas ; et, à la limite des espaces médullaires, les trabécules n'offraient pas d'anfractuosités, ce qui tenait sans doute à la compression exercée par le tissu de nouvelle formation; en effet, le tissu osseux dans ces points avait perdu ses systèmes de lamelles, il était plus clair (disparition des sels calcaires) et présentait tous les caractères du tissu conjonctif fibrillaire, en outre les ostéoplastes ne possédaient plus de prolongements.

« On avait sous les yeux de véritables corpuscules du tissu conjonctif qui peut-être concouraient à la formation des cellules cylindriques.

« 3° Ailleurs, les canaux vasculaires des trabécules étaient envahis par la néoplasie, d'où la distension et les ondulations qu'ils présentaient. Ici encore l'atrophie jouait un rôle, car on remarquait sur les bords cette même résorption des sels calcaires avec changement de coloration de la substance osseuse.

« Les parties contenues se composaient toujours d'un stroma conjonctif au milieu duquel se voyaient des corpuscules acineux très-rapprochés ; ils étaient petits et renfermaient également des cellules cylindriques. »

(L'auteur se livre, en terminant, à des déductions que légitiment le nombre et l'importance des détails dans lesquels il est entré, mais qui n'ont pas directement trait à notre sujet).

On peut conclure de l'analyse des faits qui précèdent, que les masses secondaires développées dans la colonne vertébrale semblent reproduire anatomiquement les formes et les variétés des tumeurs cancéreuses primitives qui leur ont donné naissance ; que s'il n'en a pas toujours été ainsi, la mort est arrivée trop tôt et le processus n'avait pas eu le temps de parcourir toutes ses périodes.

3° Quels sont les phénomènes qu'occasionnent par leur présence ces mêmes masses cancéreuses ?

Comme nous avons cherché à l'établir, le cancer généralisé de la colonne vertébrale affecte de préférence les corps vertébraux et les méninges. De ces deux localisations, l'une est très-fréquente, l'autre est relativement rare ; la première s'observe d'ordinaire dans les régions inférieures du rachis et plus spécialement à la région lombaire ; quoiqu'on puisse également la rencontrer dans les parties supérieures. La seconde se remarque un peu partout ; il semble cependant qu'elle soit en rapport avec certaines conditions anatomiques particulières. C'est ainsi que dans quelques-unes de nos observations on a noté la présence de granulations pleurales voisines. Sans chercher à devancer les faits, il est au moins permis de ne pas voir là une simple coïncidence. Chose remarquable, c'est dans les mêmes circonstances qu'on voit des masses secondaires dans les corps vertébraux des régions supérieures avec ou sans masses semblables dans les corps vertébraux des régions inférieures. Enfin, il est des cas très anciens, très-avancés, où toutes les parties constituantes de la colonne vertébrale sont farcies de masses secondaires, depuis les dernières cervicales jusqu'au sacrum (jamais plus haut, rarement plus bas); mais la plupart des organes abdomino-thoraciques sont le siége de masses secondaires. Il semble dès lors que la généralisation ait sévi avec une intensité inaccoutumée.

Ceci posé, il est facile de comprendre que les masses secondaires, à une certaine période de leur développement, pourront, suivant que leur siége sera plus ou moins favorable, amener des phéno-mènes qui retentiront sur le système nerveux rachidien.

La moelle peut être comprimée de différentes manières :

A. Par une ou plusieurs masses secondaires développées sur les méninges ;

B. Par une ou plusieurs masses secondaires ayant

pris naissance dans les corps vertébraux et faisant saillie à leur partie postérieure ;

C. Par l'affaissement des corps vertébraux avec incurvation de la colonne vertébrale.

Les nerfs peuvent aussi être comprimés de différentes manières :

1° Dans le canal rachidien,

A. Par une ou plusieurs masses secondaires développées sur les méninges ;

B. Par une ou plusieurs masses secondaires ayant pris naissance dans les corps vertébraux et faisant saillie à leur partie postérieure (région lombaire).

2° Au niveau des trous de conjugaison,

C. Par l'affaissement et le tassement des corps vertébraux.

3° En dehors des trous de conjugaison,

D. Par des masses secondaires faisant saillie dans l'angle rentrant formé par l'union des côtes avec la colonne vertébrale.

(Ici, les masses secondaires, qu'elles proviennent des os ou des parties molles, englobent ordinairement les nerfs).

Ces divers modes de compression n'ont pas un caractère identique et une fréquence égale pour la moelle et pour les nerfs. La moelle est plutôt comprimée que tiraillée à proprement parler, et c'est surtout dans les cas de tumeurs des méninges ou de tumeurs faisant saillie à la partie postérieure des corps vertébraux qu'on voit ce phénomène se produire. L'affaissement suivi ou non d'incurvation ne paraît pas agir d'une façon aussi immédiate. Il n'y a là rien qui doive étonner, si l'on réfléchit aux cas nombreux soit de carie vertébrale, soit de fracture de la colonne où l'affaissement et l'incurvation sont souvent très-prononcées et dans lesquels on n'observe aucun signe de compression durant la vie des malades. Les nerfs au contraire sont plutôt tiraillés que compromis, et c'est particulièrement dans les cas d'affaissement et de tassement des corps vertébraux qu'on observe leur lésion. Il faut faire une exception pour les tumeurs soit des méninges, soit des corps vertébraux siégeant au niveau de la queue de cheval. M. Charcot insiste depuis longtemps et avec raison sur ces distinctions. Signalons seulement en passant le nombre et la variété des causes qui pourront faire varier ces différents modes de compression. Disons enfin qu'il est rare de les rencontrer isolément, ce qui est en rapport avec le caractère du processus.

Avant de passer à l'étude des lésions du système nerveux résultant de la compression occasionnée par le cancer secondaire de la colonne vertébrale qui doivent servir de base à la symptomatologie, nous ferons remarquer que parfois dans nos observations on n'a pas noté de lésions bien nettes. Mais, ce sujet est nouveau; il a subi par cela même le sort de toutes les questions nouvelles : les observations recueillies à une époque où l'on connaissait peu les effets de la compression sur le système ner-

veux rachidien, devaient naturellement être incomplètes. Leur valeur toute atténuée qu'elle puisse
paraître n'en reste pas moins, car on a pu depuis
rechercher et vérifier ce qu'elles n'auraient pas
manqué de faire voir.

1° DES LÉSIONS DE LA MOELLE.

Lorsque la moelle est comprimée par le fait du
cancer généralisé de la colonne vértébrale, il se
produit non-seulement des altérations au point
comprimé, mais encore des dégénérations secondaires absolument comme à la suite des autres tumeurs liquides ou solides occupant le canal rachidien, des fractures de la colonne et du mal de Pott.

Par conséquent, les lois de ces mêmes dégénérations secondaires, les lésions qui les caractérisent,
les symptômes par lesquels elles se manifestent nous
paraissent parfaitement applicables au cas qui nous
occupe.

La question des dégénérations secondaires de la
moelle n'avait pas même été entrevue avant 1851 ;
elle date seulement des travaux de L. Türck sur les
altérations secondaires de la moelle.

En France, si les dégénérations secondaires, à la
suite des lésions de l'encéphale, avaient déjà été étu-
diées, elle n'ont été décrites qu'à une époque beaucoup plus récente comme compliquant les lésions
de la moelle elle-même. C'est en 1863, que M. Charcot a vu pour la première fois les dégénérations

ascendantes et descendantes de la moelle dans un cas de compression de cet organe par un mal de Pott.

L'observation en a été communiquée par M. Cornil à la Société médicale d'observation.

A la même époque, Leyden observait un cas semblable, et depuis plusieurs observations analogues ont été recueillies à la Salpêtrière par M. Charcot et par M. Vulpian. Ces faits, joints à d'autres cas recueillis à l'hôpital Sainte-Eugénie et à un cas observé par M. Cornil à l'hôpital Lariboisière, ont été analysés dans le travail récent de M. Ch. Bouchard, sur les dégénérations secondaires de la moelle épinière, auquel nous emprunterons la plupart des détails qui vont suivre.

Avant d'indiquer la nature et le siége des lésions qui surviennent dans la moelle, soit au-dessus soit au dessous du point comprimé, nous devons d'abord indiquer les altérations que subit le tissu médullaire dans la partie même où s'exerce la compression.

Ces lésions ne s'observent pas seulement dans la partie qui est immédiatement en rapport avec l'agent comprimant.

Toutes les fois qu'une compression, quelque légère qu'elle soit, est capable de produire des dégérations secondaires, toujours on constate des altérations de structure dans toute l'épaisseur du segment de la moelle au niveau du point comprimé. C'est-à-dire, que si la compression porte en avant, les cor-

dons antérieurs aussi bien que les cordons postérieurs seront altérés et réciproquement.

La portion de moelle comprimée est généralement exsangue. Nous publierons plus loin une observation où ce caractère est signalé. Ici, l'anémie
paraît toute mécanique : peut-être tient-elle sous sa
dépendance les altérations de nutrition que nous
allons indiquer et qui offrent la plus grande analo-
gie avec les lésions caractéristiques du ramollissement ischémique. Indiquons auparavant ce que l'on
constate à l'œil nu :

La moelle peut être déviée, déformée, plus ou
moins aplatie. A la coupe, son tissu ne présente
parfois aucune altération appréciable à l'œil nu ;
quelquefois cependant il est mou, faisant hernie
au-dessus de la surface de section et se réduisant en
une bouillie épaisse. Il présente alors une légère
coloration blanc jaunâtre. Mais, même dans ce cas,
on retrouve encore la substance grise avec sa forme
et sa situation normales.

L'examen microscopique révèle dans ce tissu
l'existence d'un nombre prodigieux de granulations
moléculaires graisseuses libres et de corps granuleux. Les vaisseaux laissent voir une apparence
athéromateuse quelquefois tellement prononcée
qu'ils sont opaques et noirs sous le microscope.

Cette altération des vaisseaux ne doit pas être confondue avec l'athérome, elle peut arriver à ce degré
au bout de quelques jours seulement, et les granulations moléculaires graisseuses, loin d'incruster la

substance des parois vasculaires, sont, comme l'a indiqué M. Bouchard, déposées en dehors d'elle et plus particulièrement dans cet espace qu'on désigne aujourd'hui sous le nom de gaîne lymphatique des vaisseaux des centres nerveux; gaîne que M. Robin avait décrite pour les vaisseaux de l'encéphale et dont M. His a démontré l'existence dans les vaisseaux de la moelle. Ces altérations s'observent également dans les cordons blancs et dans la substance grise. De plus, dans les cordons blancs, les tubes nerveux ont été détruits en grande partie; cependant, si la compression n'a pas été très-considérable ni très-ancienne, on en retrouve un certain nombre avec les gouttes de myéline. Quant aux cellules nerveuses de la substance grise, elles sont généralement gonflées, granuleuses, et l'accumulation des granulations masque souvent leurs noyaux.

Cette destruction des tubes nerveux qui s'observe dans un point limité de la moelle, interrompt la continuité des fibres nerveuses qui constituent les cordons blancs de ce centre et entraine une altération secondaire dans les parties non comprimées, absolument comme dans les cas de section des nerfs périphériques où, comme on le sait depuis les expériences de M. Waller, l'un des tronçons subit rapidement des transformations atrophiques. De même que pour les nerfs, l'altération atrophique de la moelle se fait constamment, pour chaque faisceau, dans un sens déterminé. Certains faisceaux dégénèrent seulement au-dessus de la lésion primitive, d'autres seulement au-dessous. Il y a donc des lésions ascendantes et des lésions descendantes. Particularité qui résulte de ce que certains cordons ont leurs cellules trophiques à leur extrémité supérieure et d'autres à leur extrémité inférieure.

C'est surtout dans les cordons postérieurs qu'on observe les dégénérations ascendantes; dans les parties les plus voisines du point comprimé, les cordons sont altérés dans toute leur épaisseur. Mais, à mesure qu'on se rapproche de l'encéphale, la dégénération, en diminuant d'intensité, se limite aussi graduellement et abandonne les parties externes et antérieures de ces cordons pour se réduire à une surface triangulaire de plus en plus petite, dont la base est postérieure et appliquée sur la méninge, dont le sommet, antérieur et situé sur le sillon postérieur, va en s'éloignant de plus en plus de la commissure grise. De telle sorte que la dégénération se termine en pointe vers le quatrième ventricule.

Les cordons antéro-latéraux restent sains au-dessus du point comprimé. Toutefois, lorsque cette lésion porte au-dessus du milieu de la région dorsale, elle amène la destruction de quelques fibres comprises dans la partie postérieure et externe du cordon latéral dont la dégénération peut être suivie jusque dans les corps restiformes.

La partie de la moelle située au-dessous du point comprimé s'altère seulement dans les cordons antéro-latéraux.

On n'a jamais noté la dégénération descendante dans les cordons postérieurs. La dégénération descendante des cordons antéro-latéraux ne peut être suivie qu'à une très-petite distance dans le cordon antérieur et dans la partie antérieure du cordon latéral ; mais elle est beaucoup plus intense et se poursuit jusqu'à l'extrémité inférieure du renflement lombaire dans la moitié postérieure du cordon latéral.

Il nous reste à décrire les phénomènes qu'on observe tant au microscope qu'à l'œil nu. Et d'abord, il y a deux périodes parfaitement distinctes. La première est caractérisée par la segmentation des tubes nerveux et la formation de granulations graisseuses qu'on retrouve plus tard sous la forme de corps granuleux de Gluge. En même temps les vaisseaux présentent à leur surface des traînées de granulations moléculaires graisseuses ou même une enveloppe complète, ce qui les rend opaques sous le microscope. C'est l'apparence athéromateuse. Cette période est donc essentiellement régressive. La seconde, qui apparaît dans le cours du deuxième mois, est caractérisée par la formation d'un tissu conjonctif qui se substitue aux tubes nerveux détruits. Ceux qui persistent sont sains ou légèrement variqueux, une matière amorphe, en général peu abondante, molle et transparente, les sépare ; elle renferme des granulations graisseuses abondantes, quelques corps granuleux et des noyaux du tissu conjonctif (myélocytes de Robin) d'autant plus nombreux que l'affection est plus ancienne.

Voyons maintenant ce que l'inspection directe permet de saisir : dépouillée ou non de ses enveloppes, la moelle ne présente pas de changement de coloration. Mais, sur une section perpendiculaire à son axe, on peut, assez souvent, reconnaître que certaines portions des cordons blancs n'ont pas le même aspect que les parties saines. C'est tantôt une teinte d'un gris jaunâtre, tantôt une coloration grise gélatineuse analogue à celle de la sclérose. Le premier aspect correspond à la période de dégénération, le second à la période de prolifération conjonctive. Quand la moelle a séjourné deux ou trois semaines dans une solution d'acide chromique, la couleur jaune verdâtre de sa coupe présente sur les points dégénérés une teinte moins foncée que sur les parties saines. En versant sur la surface de section quelques gouttes d'une solution concentrée de carmin et en lavant avec un pinceau imbibé d'eau, les parties altérées, au bout d'une minute, restent seules colorées en violet avec une teinte plus ou moins foncée, suivant quel ssu   conjonctif de nouvelle formation est plus ou moins abondant. (Ce dernier mode d'investigation appartient en propre à M. Bouchard.)

L'observation suivante justifie à elle seule toutes les particularités qui précèdent.

Obs. IX. — Squirrhe ulcéré du sein. — Paraplégie douloureuse
avec contracture.
Autopsie : Masses secondaires dans le foie et la colonne vertébrale (tumeur et abcès ossifluant dans le canal rachidien). —
Compression de la moelle. — Dégénération secondaire ascendante et descendante de cet organe. — Altération des muscles
fléchisseurs des membres inférieurs.

Joséphine Bayeux, âgée de 59 ans, entre, le 9 novembre 1865, dans la salle Sainte-Anne (service de
M. Charcot). Menstruation à 13 ans, toujours régulière ; pas d'enfant ; ménopause à 50 ans.

Il y a six ans environ, à la suite d'un coup, apparition d'une tumeur au niveau du sein droit. L'ulcération date d'un an.

Depuis quatre mois, douleurs lancinantes très-
vives, dont le début a été brusque. Elles affectaient
à cette époque exclusivement les genoux et les
cuisses. Cependant la malade était obligée de quitter
sa profession (marchande ambulante) et de rentrer
chez elle. La marche fut encore possible pendant
quelque temps avec un bâton.

Il y a deux mois, forcée de garder le lit, elle se fit
transporter à l'Hôtel-Dieu.

Au bout de huit jours, les jambes commencèrent
à se placer en flexion et des douleurs de reins appa-
rurent.

Depuis trois semaines, douleurs en ceinture à la
base de thorax.

Actuellement : les jambes sont fortement fléchies

sur les cuisses. Lorsqu'on veut pratiquer l'extension, on éprouve une résistance assez considérable, et la malade accuse des douleurs très-vives. Les cuisses sont elles-mêmes dans l'adduction et on ne peut les écarter.

Les mouvements spontanés sont très-limités. Le chatouillement de la plante des pieds réveille quelques contractions réflexes. La sensibilité est conservée. Il y a un certain degré d'hyperalgésie; hyperesthésie par le froid très-prononcée au niveau de la face interne de la cuisse droite.

Des deux jambes, la gauche se serait fléchie la première.

Urines acides, claires, ne contenant pas d'albumine.

20 décembre. La malade est toujours couchée sur le côté droit; depuis quinze jours, des eschares se sont montrées sur la face externe du pied droit et sur la face interne du pied gauche.

L'hyperesthésie si prononcée qui existait à la face interne de la cuisse droite a complétement disparu. On observe au contraire en ce point un certain degré d'anesthésie. Quand on la pince, en lui fermant les yeux, elle est indécise et indique presque toujours le côté droit.

Le 26. La malade reste continuellement dans le décubitus latéral droit; elle ne mange plus. Les eschares ont fait des progrès énormes.

10 janvier 1866. On remarque de nouvelles eschares au niveau des régions trochantérienne et

scapulaire droites; les urines, rendues à l'aide de la sonde, sont troubles, à réaction acide, et contiennent un dépôt blanc floconneux qui paraît composé, au microscope, de leucocytes et de cellules épithéliales de la vessie. Essayées par l'acide nitrique et par la chaleur, il semble qu'elles se troublent davantage.

La mort arrive le 18 janvier 1866.

Le cadavre conserve encore, au moment de l'autopsie, la flexion et l'adduction, avec roideur, des membres inférieurs.

La tumeur du sein avait tous les caractères du squirrhe ulcéré. On remarquait dans l'aisselle correspondante une masse ganglionnaire indurée.

Granulations secondaires disséminées à la surface du foie. Rien du côté des autres viscères. A l'ouverture du rachis, on trouve un épanchement à la partie postérieure de la moelle, depuis la septième cervicale jusqu'à la dixième dorsale.

On observe en outre l'existence d'une tumeur cancéreuse, implantée sur l'arc postérieur de la première dorsale et comprimant manifestement la moelle. La septième cervicale et première dorsale offrent sur leurs parties latérales des parties cariées paraissant avoir fourni le pus qui fusait d'une part dans le rachis, de l'autre vers les côtes correspondantes. Les premières et dixièmes dorsales aussi bien que la deuxième lombaire montraient de l'ostéite sur une coupe passant par leurs corps, dont la partie postérieure ne faisait pas saillie dans le canal rachidien.

En incisant la dure-mère on ne trouvait pas
d'adhérences avec l'arachnoïde ; mais, dans toute
la portion de la moelle comprimée par l'épanchement purulent, c'est-à-dire dans presque toute
la région dorsale, il y avait un aplatissement de la
moelle avec anémie très-prononcée de ses mem-
branes. Au niveau de la première dorsale, dans le
point où elle était comprimée par la tumeur cancéreuse, on remarquait une dépression encore plus
accentuée. Depuis la septième cervicale jusqu'à l'extrémité inférieure du renflement lombaire, outre
l'anémie on trouvait dans l'espace sous-arachnoïdien
de petites plaques épaissies semblables à de l'exsu-
dat. De plus, un nombre considérable de granulations blanchâtres, minces, adhérentes à l'arachnoïde.

La section de la moelle, au-dessous du bulbe, ne
présente pas d'altération appréciable à l'œil nu. Au
microscope, et sur de fines tranches, on voit dans
les cordons postérieurs et dans la partie postérieure
des cordons latéraux, un certain nombre de corps
granuleux et une apparence athéromateuse des capillaires. En outre, la préparation est infiltrée d'un
nombre considérable de granulations graisseuses
libres.

Au niveau du point le plus comprimé, l'œil ne
reconnaît qu'une déformation (aplatissement d'arrière en avant), une diminution de volume sans mo-
dification appréciable de couleur. La consistance est
d'ailleurs normale. En ce point, le microscope mon-
trait une grande quantité de corps granuleux très-

volumineux, des granulations moléculaires graisseuses en abondance et une apparence athéromateuse des capillaires très-marquée. Les tubes nerveux persistants étaient sains ou légèrement variqueux.

Enfin, ces lésions étaient réparties à un degré
égal dans les cordons postérieurs, latéraux et antérieurs.

Une coupe portant au-dessus du renflement lom-
baire, dans un point où la moelle n'est pas comprimée et où la dure-mère n'est pas en contact avec
le pus, ne présente pas d'altération appréciable à
l'œil nu. Au microscope et sur de fines tranches,
on voit une intégrité parfaite des cordons postérieurs ; dans les cordons latéraux, au contraire,
on observe un nombre peu considérable de corps
granuleux, une matière amorphe finement granuleuse, et au milieu d'elle des myélocytes et un nombre assez considérable de noyaux très-allongés
comparables aux noyaux embryo-plastiques. Sur
les cordons antérieurs on remarque à peine quelques corps granuleux ; mais on trouve, en moins
grande quantité il est vrai, des myélocytes et des
noyaux allongés interposés aux tubes nerveux.

Les muscles fléchisseurs des membres inférieurs
paraissaient plus graisseux que les muscles extenseurs
qui d'ailleurs avaient une légère teinte jaunâtre. Au
microscope : Les premiers présentaient une absence complète de stries transversales à la lumière
directe, à la lumière oblique des granulations grais-

seuses très-fines résistant à l'acide acétique ; elles étaient très-nombreuses mais non réunies en amas ; enfin, on trouvait aussi un grand nombre de noyaux. Les seconds étaient normaux. Nous possédons une autre observation très-probante, trop probante peut-être en ce qui concerne les lésions de la moelle. C'est un de ces cas où, comme nous le disions plus haut, la généralisation, sévissant avec une intensité inaccoutumée, a retenti sur tous les organes. De sorte que la compression porte à la fois sur la moelle et sur les nerfs, depuis les dernières vertèbres cervicales jusqu'au sacrum. Au point de vue théorique, ce fait n'a pas autant de valeur que le précédent. Des dégénérations secondaires étant parfaitement établies, leurs lois bien connues, il conserve tout son intérêt. Aussi, cédons-nous au désir de le publier.

Obs. X. — Squirrhe à forme tuberculeuse non ulcéré du sein. — Paraplégie douloureuse.

Autopsie : Masses secondaires dans la colonne vertébrale et dans les muscles des gouttières. — Affaissement des corps vertébraux. — Compression de la moelle et des nerfs de la queue de cheval. — Altérations des muscles et des nerfs des membres inférieurs.

Marie Dieudonné, âgée de 42 ans, entre, le 3 juin 1862, dans le service de M. Baillarger (pavillon Esquirol).

Père mort d'une affection chronique de la poitrine. Mère morte à 42 ans. Elle était paralysée des membres inférieurs (la malade n'a pas pu dire si

elle était cancéreuse). Frères et sœurs bien portants.
Admise à la Salpêtrière pour des hallucinations de
l'ouïe, elle a vu, il y a deux ans environ, se développer au niveau du sein gauche une tumeur qui
s'est prolongée dans l'aisselle du même côté. Elle a
vu aussi, il y a deux mois, survenir un gonflement
à la partie supérieure de la poitrine.

Depuis 4 ans, la station verticale prolongée est impossible. Ses jambes étaient faibles. Elle n'en continue pas moins sa profession de cuisinière, prenant
un point d'appui sur les meubles ou s'asseyant.

Au bout d'un an, apparition de douleurs lombaires qui s'irradient dans le bas-ventre et les membres inférieurs sous forme d'élancements, de piqûres, et dès lors la condamnent au lit. (La malade
se souvient vers la même époque d'avoir, à différentes reprises, perdu ses urines ; phénomène qui
ne se serait plus reproduit.)

Actuellement (janvier 1866) : La malade garde le
décubitus dorsal ou latéral. Dans ce dernier cas,
c'est plus volontiers sur le côté gauche qu'elle se
place, le décubitus latéral droit étant douloureux.
Les jambes, amaigries, sont dans l'extension. C'est
à grand'peine qu'elle les remue. Il lui est impossible de les soulever.

La sensibilité est notablement diminuée des deux
côtés, peut-être plus à gauche. Le frôlement ou les
pressions légères sur les deux membres passent
inaperçus. De même pour les piqûres et les pincements. Le chatouillement de la plante des pieds ne

provoque aucun mouvement réflexe. Les sensations de froid et de chaud sont mal supportées à droite; à gauche, elles ne semblent pas perçues. La température est la même des deux côtés. Douleurs lancinantes presque continues dans la partie postérieure du tronc depuis le cou jusqu'aux lombes, avec exacerbations la nuit, ce qui rend souvent le sommeil impossible. Les jambes sont également douloureuses. Mais ici, les douleurs sont plus franchement intermittentes, elles revêtent la forme de fourmillements, de coups de couteau, comme dit la malade; enfin, les moindres attouchements sur le ventre, sur le dos (particulièrement sur la ligne médiane), réveillent des douleurs qui ont le même caractère. Léger empâtement à la région lombaire du côté droit.

Perte de l'appétit. Constipation opiniâtre. Miction régulière. Les règles n'ont pas reparu depuis deux ans.

Dans le courant du mois de février, la malade accuse des douleurs lancinantes dans les membres supérieurs, qu'elle peut encore mouvoir, mais avec peine. Les moindres pressions occasionnent des cris.

Vers la fin du mois de mars, la tête, le thorax sont le siége de douleurs semblables à celles qui existent dans les membres. L'appétit diminue de plus en plus. Vomissements fréquents malgré la petite quantité d'aliments qu'elle prend (lait, vin). Augmentation de la faiblesse. Amaigrissement considérable. Depuis quelques jours, la malade garde le décubitus dorsal.

Elle remue encore les bras, mais la force musculaire est diminuée. L'hyperesthésie abdominale persiste. Les jambes sont flasques, immobiles et depuis long-temps insensibles. Léger œdème des malléoles.

Mort le 6 avril 1866.

(Durant les derniers jours, les jambes étaient continuellement fléchies sur les cuisses et celles-ci sur le bassin pendant la journée: le soir au contraire on les trouvait toujours dans l'extension. Du reste, pas de contracture bien évidente.)

Autopsie (trente-huit heures après la mort) :

Maigreur extrême. Membres supérieurs d'une roideur douteuse. Membres inférieurs d'une souplesse remarquable. La tête qui est fléchie sur la poitrine n'est redressée qu'avec effort. Les organes encéphaliques, aussi bien que leurs enveloppes, ne présentent rien de particulier.

Les tumeurs sternale et mammaire, ainsi que leurs prolongements axillaires, ne sont pas ulcérés.

La colonne vertébrale est déviée. Il existe une courbe à concavité latérale gauche portant sur toute la région dorsale. Pas de déviation dans le sens an-téro-postérieur.

La région lombo-sacrée est infiltrée de sérosité.

Les muscles des gouttières ont perdu leur colora-tion ordinaire. On dirait qu'ils ont subi une macé-ration prolongée. Dans la masse du long dorsal gauche, sur le prolongement de l'apophyse épi-neuse de la dixième dorsale, on voit une petite masse cancéreuse qui se continue avec une autre masse de même nature, qu'on rencontre dans le corps de la vertèbre correspondante. La coupe antérieure des corps vertébraux qui se fait avec la plus grande facilité permet de constater qu'ils sont envahis et comme farcis de masses cancéreuses depuis la cinquième cervicale jusqu'au sacrum.

Le canal médullaire était rétréci dans différents points. Pas d'adhérence des méninges.

1ª Examen de la moelle.—Pas de déformation de cet organe. Pas d'altération apparente des cordons ni des racines. Corps granuleux dans les cordons postérieurs, rares à la région cervicale, d'autant plus nombreux qu'on se rapproche davantage de l'extrémité inférieure de la moelle. Ils sont très-abondants dans le renflement lombaire, et on trouve avec eux des granulations moléculaires graisseuses libres et une apparence athéromateuse des capillaires, ainsi que des noyaux de tissu conjonctif peu abondants.

Dans la partie postérieure des cordons latéraux on trouve depuis le milieu de la région dorsale jusqu'à la partie supérieure de la moelle, quelques corps granuleux et une prolifération assez notable des éléments nucléaires.

Dans les cordons antérieurs et dans la partie inférieure des cordons latéraux, cette prolifération existe seule et à un degré assez développé.

Les racines postérieures de la queue de cheval ont leur apparence normale ; mais, on trouve, dans un certain nombre d'entre elles, une dégénération granulo-graisseuse des tubes nerveux portée à un haut degré, en même temps qu'une prolifération des noyaux de tissu conjonctif qui y existent normalement. Rien de semblable dans les racines antérieures de la queue de cheval, qui ont conservé leur intégrité parfaite. La substance grise paraît normale.

2° Examen de la tumeur du sein. — Masses volumineuses plus ou moins dures, rénitentes, non-ulcérées (la peau était rougeâtre dans certains points, violacée dans d'autres, partout très-adhérente); à la coupe, elles semblent formées de lobes blanchâtres donnant par le râclage un suc constitué par des éléments nucléaires volumineux en majeure partie, puis par des cellules à noyaux multiples, et enfin par quelques corps fusiformes et des granulations amorphes dissiminées dans toute la préparation. Sur des coupes, on voyait en outre un stroma conjonctif assez dense.

3° Examen des masses secondaires de la colonne vertébrale, des côtes et du sternum. — Tissu offrant à la coupe une coloration blanchâtre. Par le râclage on obtient les mêmes résultats que pour la tumeur du sein. De loin en loin on retrouve les lamelles osseuses transparentes, ayant perdu leurs systèmes de lamelles et creusées de cavités ovalaires (ostéoplastes agrandis).

4° Examen des nerfs sciatiques. — Les tubes nerveux n'ont pas été trouvés altérés dans les préparations qu'on a faites.

5° Examen comparatif des muscles des membres supérieurs et des membres inférieurs. — Pour les premiers : altération granulo-graisseuse; mais l'aspect strié est conservé dans certains points. Le sarcolème est intact. Les nerfs sont sains. Pour les seconds: altération granulo-graisseuse très-évidente. Amas de cellules et en certains points de véritables gouttes graisseuses, les unes libres, les autres incluses dans le sarcolème. Quelques filets nerveux ont été trouvés granulo-graisseux, mais la plupart étaient sains.

2° LÉSIONS DES NERFS.

Les nerfs peuvent être comprimés de différentes manières dans les cas de cancer secondaire de la colonne vertébrale; en outre, la compression s'exerce sur eux exclusivement, ou bien moelle et nerfs tout est comprimé, comme dans l'observation précédente.

L'histoire de la compression des nerfs est à faire. Ce n'est pas qu'on ne connaisse les lésions qui surviennent parfois dans ces cas; mais les causes qui peuvent les produire sont si obscures, les conditions dans lesquelles on les observe si diverses, que personne jusqu'à ce jour n'a songé à réunir les fragments épars se rapportant à cette question intéressante.

Dans les comptes-rendus des séances et mémoires de la société de biologie pour l'année 1865, nous trouvons une note de MM. Charcot et Cotard, sur un cas de zona du cou avec altération des nerfs du plexus cervical et des ganglions correspondants des racines spinales postérieures ; en outre, une observation de M. Cotard, relative à la compression des nerfs par suite de cancer généralisé à la colonne vertébrale.

Tels sont, à notre connaissance, les seuls documents ayant directement trait au sujet qui nous occupe.

D'après ce qu'il nous a été donné d'observer, la compression sur les nerfs peut conduire à deux résultats différents : tantôt, on trouve une altération granulo-graisseuse, phénomène assez rare ; tantôt, on observe une névrite. C'est le cas le plus fréquent.

L'altération granulo-graisseuse est caractérisée par des modifications analogues à celles que nous avons signalées pour la moelle, avec cette différence qu'ici le processus marche avec beaucoup plus de lenteur, ce qui tient sans doute à des conditions de structure, comme M. Bouchard (*loc. cit.*) a essayé de le faire ressortir. Le tissu blanc de la moelle paraît beaucoup plus délicat que celui des nerfs ; de plus, dans les nerfs chaque cylindre de myéline est contenu dans une enveloppe propre, solide et résistante, qui manque aux tubes des centres nerveux ; et une compression qui, appliquée sur un nerf pourrait passer inaperçue et serait, en tout cas, incapable d'altérer sa structure, suffit pour amener dans la moelle une dégénération secondaire.

A l'œil nu, il est rare de trouver des changements

de forme ou de couleur. Au microscope, on observe durant la première période une fissuration et une segmentation de la myéline; exceptionnellement, les granulations moléculaires graisseuses qui en résultent abandonnent l'étui que leur forme le névrilème flétri et revenu sur lui-même. A une période plus avancée, on observe en outre une prolifération nucléaire interfasciculaire, qui sera d'autant plus abondante que la compression sera plus ancienne. Dans un cas, M. Charcot nous a dit n'avoir plus retrouvé trace de tubes nerveux.

C'est particulièrement à la suite de tumeurs comprimant les nerfs de la queue de cheval, qu'on peut rencontrer ces altérations; et, ce qui est beaucoup plus digne d'attention, c'est qu'elles coïncident parfois soit avec une dégénération secondaire ascendante des cordons postérieurs de la moelle, soit avec une dégénération secondaire descendante des tubes moteurs des nerfs périphériques. Dans l'observation XI, ces deux particularités remarquables existent à la fois. La compression portait sur les racines postérieures de la queue de cheval jusque dans les trous de conjugaison.

L'observation suivante, tirée du mémoire de M. Cornil (*Du cancer et de ses caractères anatomiques*, 1866), est un second exemple de ce genre. Et, si la dégénération ascendante de la moelle n'a pas été notée, certainement c'est qu'à l'époque où l'examen a été fait, on ne savait ni rechercher ni apprécier à leur juste valeur les lésions qui caractérisent les dégénérations secondaires de cet organe.

Obs. XI. — Hématurie et signes d'un cancer du rein. — Cachexie. Paralysie avec abolition des mouvements réflexes.

Autopsie : Carcinome télangiectode du rein gauche, des ganglions lymphatiques du mésentère et de la région sus-claviculaire gauche, des vaisseaux lymphatiques du poumon gauche, du corps des dernières vertèbres lombaires et de la dure-mère. — Compression des nerfs de la queue-de-cheval. — Atrophie des nerfs sciatiques. — Dégénérescence granulo-graisseuse des muscles des extrémités inférieures.

« Crochet (Joséphine), âgée de trente-trois ans, couchée au n° 27 de la salle Sainte-Mathilde (Lariboisière, service de M. Hérard).

«Née de parents actuellement vivants et bien portants, cette femme a eu deux enfants : l'un est mort à quatre ans d'une angine, et l'autre jouit d'une bonne santé. Jusqu'à sa dernière couche, qui eut lieu en 1852, elle n'a jamais été malade ; neuf mois après cette couche, elle eut dans le ventre des douleurs qui durèrent environ un mois, puis disparurent. Il lui survint, il y a environ onze ans, des hémorrhoïdes qui se sont supprimées spontanément il y a deux ans. C'est au mois de juin 1863 que la malade fait remonter sa maladie actuelle. Elle éprouva à ce moment un grand affaiblissement, qu'elle rapporta d'abord à la fatigue que lui causait son travail, et quitta Paris au mois de juillet pour aller dans son pays, où elle resta jusqu'en octobre 1863. Pendant tout le temps, elle fut tourmentée par une douleur siégeant dans la région lombaire gauche, avec sensation de tiraillement et irradiation vers la cuisse et le genou du même côté.

« Au mois d'octobre 1863, la malade revint de son pays plus faible qu'elle n'était à son départ. Quarante-cinq jours après son retour, elle éprouvait de la difficulté à uriner et, en regardant ses urines, elle y vit quelques caillots sanguins. Ces accidents se reproduisirent les jours suivants, accompagnant les douleurs lombaires indiquées plus haut et qui persistaient.

« Le 8 novembre, il y eut une rétention absolue d'urine et l'on dut pratiquer deux fois le cathétérisme. Outre les caillots qu'elles contenaient fréquemment, les urines présentaient toujours une coloration très-rouge.

« *Entrée à l'hôpital le* 21 *décembre* 1863. — La malade est grande, pâle, amaigrie. La peau a une coloration jaune. Les règles n'ont pas été supprimées, mais elles sont moins abondantes depuis que les urines sont devenues rouges. Quoique la malade garde constamment le lit, l'appétit est assez bien conservé; les digestions sont faciles habituellement; quelquefois seulement la malade se plaint de coliques et de constipation. Les douleurs indiquées plus haut tourmentent incessamment la malade. Elles sont localisées dans le flanc et l'hypochondre gauches, et s'irradient dans le membre inférieur du même côté. Elles sont continuelles.

« A la palpation de l'abdomen, on sent le bord du rein gauche qui est le siége de la douleur ; celle-ci se prolonge vers le bas-ventre en suivant le trajet de l'uretère. La malade dit ressentir dans

les points correspondants de la partie postérieure
du tronc, une douleur semblable. Ordinairement
sourde et obtuse, cette douleur devient parfois ful-
gurante, surtout au moment de la miction. Les
jambes n'ont jamais été enflées. La respiration est
par moments un peu gênée.

« La malade porte depuis deux ans, dans l'une
des régions sus-claviculaires, une tumeur de la
grosseur du poing, dure, élastique, un peu mamelonnée, indolente, et sur laquelle la peau se déplace
aisément.

« Les *urines* sont troubles, fortement coagulées par
l'acide nitrique et la chaleur. Lorsqu'on les laisse
reposer, le tiers inférieur du verre est rempli par un
liquide opaque, muco-purulent, contenant des globules de pus, des corpuscules muqueux, des cellules épithéliales pavimenteuses et quelques corpuscules sanguins. A la surface de ce dépôt, c'est-
à-dire à l'union du tiers inférieur avec les deux
tiers supérieurs de la hauteur du liquide, se trouve
une mince couche de sang. L'examen des urines a
été plusieurs fois répété sans qu'on y ait jamais
trouvé de tubes ou cylindres hyalins.

« La malade sort de l'hôpital.

« Pendant le temps qu'elle passa chez-elle, elle
maigrit et s'affaiblit rapidement. Elle éprouva dans
les genoux des douleurs pour lesquelles on appli-
qua des vésicatoires sur les genoux mêmes. Elle
eut ses règles vers le 6 mars. Elles durèrent environ
quatre jours et furent suivies de fourmillements et
de douleurs vives et profondes dans les jambes.

« *Rentrée dans la salle Sainte-Mathilde, le 25 mars 1864.*
— La malade présente une maigreur beaucoup plus
considérable qu'à l'époque de son précédent séjour.
Cette maigreur, et probablement aussi l'extension
qu'a prise cette tumeur, permettent de sentir celle-
ci, énorme, lobulée, arrivant jusqu'à l'ombilic,
et remplissant toute la partie gauche de l'abdomen.

« Les jambes sont paralysées complétement du
mouvement : la sensibilité est aussi presque entièrement abolie ; la malade sent à peine un fort
pincement. L'état des urines est le même que celui
indiqué précédemment.

« 1er *avril.*—La sensibilité de la jambe gauche est
complétement abolie aussi. Celle du membre inférieur droit l'est presque complétement. De ce côté,
pourtant, la malade sent encore quand on la pince
fortement, mais cette sensation n'est perçue que
tardivement.

« 4 *avril.*—En explorant par l'électricité, à l'aide
de l'appareil à induction, les muscles des membres inférieurs, on obtient des contractions assez
fortes (quoique moins qu'à l'état normal) des muscles du côté droit. A gauche, quoique l'électrisation
produise quelque douleur, on ne peut obtenir aucun mouvement.

« *On ne provoque aux deux extrémités inférieures
de mouvements réflexes, ni par le pincement, ni par le
chatouillement, ni par la pression.*

« Mort le 8 avril 1864.

« *Autopsie faite le 18 avril.*—Le crâne et le cerveau
ne présentent rien de particulier.

«La moelle est de consistance normale dans toute son étendue, au moins à l'œil nu. Immédiatement au-dessous de son extrémité inférieure, *les nerfs de la queue de cheval sont comprimés par une tumeur vasculaire et riche en suc laiteux*, de la grosseur d'une noix, qui soulève la dure-mère, et qui est attenante d'une part à la face externe de la dure-mère, et d'autre part au périoste du corps des vertèbres.

«Les nerfs de la queue-de-cheval à ce niveau ont leur apparence normale.

«Le nerf sciatique du côté gauche, enlevé, est visiblement plus petit et plus mou qu'un nerf sciatique normal. Examiné au microscope, il présente des tubes larges tout à fait normaux et des tubes minces en grand nombre. Ceux-ci sont parfois renflés de distance en distance, comme les fibres du cerveau. Ils ont partout un double contour ; quelques granulations graisseuses se rencontrent çà et là, mais elles sont fort rares. Il n'y a pas de congestion.

«Les muscles de la jambe gauche offrent une coloration rougeâtre tirant sur la teinte feuille-morte ; ils sont mous. Ils sont étudiés comparativement avec ceux de l'avant-bras du même côté ; tandis que ces derniers montrent une structure bien normale et seulement des granulations extrêmement fines, transparentes et incolores, les muscles de la jambe présentent des granulations graisseuses en grand nombre, jaunes, réfringentes, et dissoutes par l'éther. Ces granulations sont un peu pâlies par la soude, mais non par l'acide acétique. Les noyaux sont plus gros et plus nombreux que dans les muscles de l'avant-bras. Les stries transversales, dans les muscles de la jambe ont presque partout. disparu, tandis que les stries longitudinales sont conservées.

« Au sacrum existe une eschare très-étendue.

« La tumeur de la région sus-claviculaire présente la même forme et la même structure à la coupe que les tumeurs formées par les ganglions (voir ci-dessous). Elle est bosselée à sa surface, et partout isolable des tissus voisins.

« Le péricarde est sain.

« Le cœur est petit, d'ailleurs sans lésion.

« Les plèvres ne contiennent pas de liquide ; pas d'adhérences. La droite est saine, ainsi que le poumon du même côté.

« La plèvre gauche présente, à sa surface, des figures polygonales dessinant les lobules secondaires. Ces lignes sont saillantes, dures, noueuses et renflées de distance en distance ; *ce sont des vaisseaux lymphathiques remplis de tissu nouveau.* Leur coloration est grisâtre, rosée ou jaunâtre. Par une section faite au niveau de l'une de ces lignes, on fait sortir d'une cavité vasculaire un contenu solide, riche en suc laiteux, et qui, examiné au microscope, est formé par des vaisseaux en très-grand nombre, ramifiés en forme de bouquet, dilatés par places, surtout aux anses terminales, et gorgés de sang. Les vaisseaux sont entourés à leur périphérie par deux ou trois couches de cellules granuleuses très-grosses (corpuscules de Gluge), contetenant des granulations graisseuses. Les cellules qui composent le liquide laiteux sont des cellules épithéliales grosses, souvent vésiculeuses, et contenant alors un ou plusieurs noyaux libres très-volumineux. Outre cette lésion de ses vaisseaux lymphatiques, la plèvre présente des granulations cancéreuses, roses ou jaunâtres. Les vaisseaux sanguins artériels et veineux de cette membrane sont congestionnés, mais il n'y a pas à sa surface d'exsudation fibrineuse.

« Le foie et l'intestin sont normaux. La rate est assez grosse et sans altération.

« L'utérus est gros et congestionné.

« Après avoir enlevé ces viscères, on voit une tumeur bosselée énorme, sous-péritonéale, qui siége à gauche, dans les régions lombaire et hypochondriaque et qui s'avance jusqu'à la ligne médiane.

«Cette tumeur est formée par le rein gauche et par des ganglions lymphatiques qui ont le volume du poing. Ces ganglions ont une surface bosselée ; sur leur surface de section, on voit une partie centrale, de coloration jaunâtre, qui présente de petites cavités ou de petits kystes limités par du tissu fibreux et remplis par un liquide visqueux, filant, muqueux et incolore. Leur partie périphérique est de coloration rosée ou rouge, formée par des îlots ayant de un demi-centimètre à un centimètre et demi de diamètre, arrondis et circonscrits par des fibres entrecroisées. L'intérieur de ces îlots est formé par un tissu riche en suc laiteux et par des *vaisseaux* gorgés de sang. Ces vaisseaux, à l'œil nu, ont la forme de lignes et de points. En les examinant au microscope avec un faible grossissement, on voit des capillaires et de petits vaisseaux avec des *dilatations anévrysmales* formées sur leur trajet. Ces dilatations, dont les plus grosses ont de de un cinquième à un demi-millimètre, sont généralement *sphériques*, directement continues avec les vaisseaux, ou bien *en chapelet*. Les vaisseaux sont de gros capillaires à une seule tunique. Telle est la structure des plus petites de ces tumeurs, de celles dont le peu d'ancienneté est attestée par leur petitesse et par leur développement sur la surface, où elles proéminent comme des granulations. On ne retrouve pas la capsule surrénale : il paraît probable qu'elle s'est transformée et concourt à produire la grosse tumeur dont le rein gauche constitue la principale.

«Le pancréas est dur.

« Le rein droit est normal quant au volume. La substance corticale est pâle.

« Le *rein gauche* forme une tumeur énorme, jaunâtre, d'environ 28 centimètres de longueur sur 12 de largeur, de forme aplatie. Après l'avoir isolé par la dissection du tissu cellulo-graisseux environnant, on met à nu la surface, qui est bosselée, mamelonnée. Sa partie inférieure est à peu près normale, tandis que la supérieure est transformée complétement. Fendue dans toute sa hauteur, la tumeur présente inférieurement, dans une longueur d'environ 8 centimètres, l'aspect du rein. La substance corticale y est d'un gris-jaunâtre. Les pyramides sont un peu rosées. Les calices, dans cette partie, contiennent un petit calcul brunâtre. Cette partie inférieure du rein, qui a conservé l'aspect normal de la glande, se continue directement avec la portion supérieure et dégénérée de l'organe. Le bassinet se trouve au niveau de cette dernière portion ; il contient *deux calculs* du volume d'un petit pois, brunâtres, lisses à la surface, sans caractères microscopiques, formés par de l'*urate de soude*. (Analyse de M. G. Bergeron.)

« La coupe de la production nouvelle du rein offre le même aspect que celle des ganglions dégénérés. C'est un tissu à stroma fibreux, présentant, dans l'écartement des fibres, des portions sphériques de un demi-millimètre de diamètre, de coloration grisâtre, de consistance mollasse, très-riches en vaisseaux et en dilatations ou anévrysmes capillaires. Si l'on presse sur ces parties, ou qu'on les enlève avec le scalpel, on obtient une substance molle, riche en suc miscible à l'eau, de couleur laiteuse, et quand on veut séparer de ce liquide les vaisseaux qui y sont contenus, on le peut aisément avec le pinceau seul. Ces vaisseaux ne paraissent donc pas assujettis par du tissu conjonctif.

« Le bassinet est congestionné.

« L'uretère est gros, sa muqueuse est épaissie.

« La muqueuse vésicale est congestionnée. Dans l'intérieur de la vessie, à la surface de la muqueuse,

mais libres à cette surface, se trouvent des linéa-
ments rougeâtres : ce sont des vaisseaux sanguins.

« Un fait important à signaler, c'est l'absence complète, en certains points, de toute trame du tissu
conjonctif, abstraction faite des vaisseaux. D'après
les deux observations que nous avons rapportées,
on peut voir aussi que les nombreux dépôts cancéreux secondaires avaient emprunté à la tumeur
primitive leur tendance à renfermer comme elle des
vaisseaux dilatés. »

La névrite se distingue à l'œil nu et au microscope de l'altération granulo-graisseuse. Si l'on
compare deux nerfs de même nom, pris sur le
même sujet, et dont l'un sera atteint de névrite,
alors que l'autre sera sain (cette manière de procé-
der est la seule qui permette de soupçonner la
lésion en l'absence de l'examen histologique) on
voit que le nerf altéré est augmenté de volume,
qu'il paraît injecté et que cette vascularisation a
une teinte d'un rouge vif parfois très-marquée.
D'autres fois, il semble qu'il y ait atrophie. Nous ne
voudrions pas l'affirmer, car ces appréciations à
l'œil nu trompent singulièrement. En tout cas, ce
serait une période plus avancée et la vascularisation aurait disparu, sinon complètement, du moins
en partie.

Au microscope : injection des vaisseaux capillaires du névrilème et prolifération conjonctive
souvent très-abondante. Ces caractères se rencon-

trent dans les cas de la première catégorie. Dans les cas de la seconde catégorie, c'est simplement une prolifération nucléaire sans injection vasculaire. Du reste, dans les deux cas, pas d'altération des tubes nerveux.

Les deux observations suivantes, tirées des comptes rendus des séances et mémoires de la Société de biologie, 1865, mettent en relief tous ces faits et de la façon la plus probante.

Obs. XII. — Zona du cou avec altération des nerfs du plexus cervical et des ganglions correspondants des racines spinales postérieures.

«Il s'agit d'une femme âgée de 78 ans (Élisabeth B...), entrée à la Salpêtrière le 16 janvier 1865, avec un cancer non ulcéré du sein droit. Opérée en août, elle entre à l'infirmerie générale le 9 octobre de la même année, se plaignant de vives douleurs qui occupent l'épaule droite, la moitié droite du cou et de la nuque, la région sus-claviculaire du côté droit. Ces douleurs, qui ont paru, pour la première fois, dans les premiers jours d'octobre, sont continues, mais présentent des exacerbations pendant lesquelles la malade paraît souffrir atrocement, et pousse des cris. La pression réveille les douleurs et les rend très-vives, principalement lorsqu'elle porte sur les apophyses épineuses des vertèbres cervicales; la palpation fait percevoir un certain degré d'empâtement dans la partie droite du cou, en arrière du muscle sterno-cléido-mastoïdien.

« Sur la cicatrice du sein, et dans son voisinage,
on observe quelques tubercules cancéreux, occupant l'épaisseur de la peau, et qui se sont dévelop-
pés tout récemment, au dire de la malade. Plusieurs ganglions volumineux très-durs se rencontrent dans l'aisselle. Le membre supérieur droit
n'est pas tuméfié.

« Vers le 15 décembre, une éruption de zona apparaît sur toute la moitié droite du cou, en arrière ;
en avant, sur les parties latérales, ne dépassant pas
soit en avant, soit en arrière, la ligne médiane, les
groupes de vésicules herpétiques parfaitement caractérisées, sont assez uniformément répandues et
rapprochées sur la nuque et sur la région sus-claviculaire ; quelques-unes se voient disséminées sur
le moignon de l'épaule, sur les parties inférieures
de la joue et la région mastoïdienne et, enfin sous
la région sous-claviculaire même, au-delà du bord
supérieur du grand pectoral.

« On voit que cette éruption occupe toutes les parties de la peau auxquelles se distribuent les rameaux
du plexus cervical du côté droit.

« L'apparition et le parfait développement de l'é-
ruption n'ont amené d'ailleurs aucun amendement
dans l'intensité des douleurs, que des doses élevées
d'opium parviennent à peine à atténuer. Il se développe enfin une fièvre assez vive, de l'oppression,
et l'examen du thorax fait reconnaître la présence
d'un double épanchement pleural. Dans les derniers
temps de sa vie, la malade tenait la tête fortement

inclinée sur l'épaule droite. La mort a lieu le 26 décembre 1865.

«A l'autopsie, on trouve de nombreux noyaux cancéreux siégeant dans l'épaisseur de la cicatrice du sein et de la peau avoisinante; les deux plèvres sont couvertes de tubercules cancéreux d'un petit volume, et renferment une certaine quantité de liquide séro-purulent; à droite les ganglions de l'aisselle ont subi la dégénérescence cancéreuse; il en est de même des côtes dans les parties qui correspondent au sein droit. Plusieurs masses cancéreuses sont disséminées dans le foie.

« Les corps des vertébres ont subi dans diverses régions la dégénération cancéreuse, mais l'altération est surtout prononcée à la région cervicale. Ici la colonne vertébrale paraît tuméfiée, molle, flexible, fortement incurvée du côté droit.

« En plusieurs points, les corps vertébraux ont la consistance du cartilage et se laissent aisément entamer par le scalpel. Le ramollissement des os n'occupe pas seulement, ainsi que cela a lieu en général, le corps des vertèbres; il s'étend aux lames vertébrales et aussi aux apophyses épineuses et transverses.

« La quatrième vertèbre cervicale est surtout profondément altérée; son corps est pour ainsi dire complétement affaissé, surtout dans sa moitié droite, où il n'est plus représenté que par une mince lamelle de tissu osseux ramolli. C'est en grande partie à l'affaissement de cette vertèbre qu'est due

l'incurvation latérale que présente la colonne vertébrale au cou.

« La moelle épinière et les racines des nerfs ont été
examinées en place dans le canal rachidien avec le
plus grand soin, surtout à la région cervicale. Les
racines, ainsi que la moelle, n'ont offert aucun
changement de coloration ou de consistance ; la
moelle ne paraissait pas avoir subi la moindre compression. On s'est assuré plus tard que ces diverses
parties ne présentaient aucune altération appréciable dans la structure, soit à l'œil, soit au microscope.

« Les canaux de conjugaison ont ensuite été ouverts à la région cervicale, à droite et à gauche, de
manière à permettre l'examen comparatif des nerfs
cervicaux encore attachés à la moelle par leurs racines. Voici le résultat de cet examen : tandis que
les racines, tant antérieures que postérieures, ont
conservé elles - mêmes, à droite comme à gauche,
leur volume et leur coloration normales, à droite les
ganglions spinaux, ainsi que les troncs nerveux
formés par la réunion des racines spinales, présentent une légère tuméfaction et une injection vasculaire marquée par une coloration d'un rouge vif.
Ces particularités sont surtout remarquables lorsqu'on compare les ganglions et les nerfs cervicaux
du côté droit aux mêmes parties du côté gauche,
celles-ci ayant conservé tous les caractères de l'état
normal. En dehors des trous de conjugaison, la coloration rouge des troncs nerveux s'efface peu à

peu, et elle n'est plus guère appréciable sur les filets nerveux émanant du plexus cervical.

« L'examen microscopique des ganglions et des troncs nerveux, rouges et tuméfiés, a montré ce qui suit. Dans les ganglions, les cellules nerveuses ne présentaient pas d'altérations appréciables ; elles contenaient une grande quantité de granulations pigmentaires très-foncées ; mais celles-ci existaient avec les mêmes caractères et à peu près en même quantité dans les corpuscules ganglionnaires du côté gauche. Le réseau vasculaire des ganglions était vivement injecté, et l'addition d'acide acétique faisait apparaître dans la trame lamineuse des noyaux plus nombreux qu'à l'état normal. Dans les troncs nerveux, le névrilème présentait également une injection très-prononcée des vaisseaux capillaires, et sous l'influence de l'acide acétique apparaissaient des noyaux très-nombreux. Quant aux tubes nerveux, ils avaient conservé tous les caractères de l'état physiologique.»

Obs. XIII. — Squirrhe à forme tuberculeuse ulcéré des deux seins. — Déviation de la taille. — Paraplégie douloureuse. Autopsie : Masses secondaires dans la colonne vertébrale. — Affaissement des corps vertébraux. — Lésions de la première paire des nerfs lombaires.

« Séraphine Vincent, âgée de 69 ans, entre le 22 mai 1865 dans la salle Sainte-Cécile (service de M. Charcot).

« Cancer ulcéré du sein gauche qui a débuté il y a six ans.

«Depuis un an, douleurs dans les seins et les membres inférieurs.

« Il y a 6 mois, les douleurs ont remonté dans le dos, et des douleurs lancinantes ont apparu dans les membres inférieurs, avec engourdissement des doigts. En même temps les douleurs des membres inférieurs se sont calmées.

« Diarrhée incoercible, mort le 16 juin 1865.

« La colonne vertébrale présente une déviation la-térale considérable, avec affaissement des corps des vertèbres au niveau des 12e dorsale, 1er et 2e lombaires. La 12e dorsale et la 1re lombaire sont affaissées. On observe des masses cancéreuses dans toute l'étendue des régions dorsale et lombaire.

« Le corps de la 1re dorsale est presque entièrement cancéreux.

« Ces tumeurs présentent au microscope beaucoup de cellules à gros noyaux et quelques cellules à noyaux multiples et de formes variées.

« Pas d'altération notable de la moelle.

« Atrophie avec hypergénèse du tissu conjonctif des nerfs des paires lombaires. Pas d'altération ap-préciable des tubes nerveux.

« Masses secondaires dans le foie. »

CHAPITRE II

SYMPTOMATOLOGIE.

L'anatomie pathologique nous a montré que le cancer apparaissait dans la colonne vertébrale sous

deux formes principales : 1° forme primitive,
2° forme secondaire. Au point de vue clinique, ces
mêmes divisions méritent d'être conservées ; quoique le résultat, anatomiquement et cliniquement
parlant, soit le même dans ces deux formes : masses
cancéreuses de la colonne vertébrale subissant une
évolution variable, suivant leur siége et leur nature, mais pouvant amener ultérieurement la compression du système nerveux rachidien ; d'où paraplégie douloureuse avec ses variétés : telle est toujours en fin de compte, la double expression anatomique et clinique du cancer de la colonne vertébrale.

Le problème, ramené à ces termes, est une pure
question de pathogénie ou de début, qui, au point
de vue où nous nous plaçons actuellement, peut ainsi
être posée : Existe-t-il ou non, sur un point quel-
conque de l'économie, un cancer ayant débuté avant
qu'aucun symptôme n'ait apparu du côté de la colonne vertébrale? Ce serait empiéter sur le diagnostic que de dire les moyens d'y répondre.

Nous n'avons jusqu'ici que laissé pressentir les
symptômes du cancer une fois développé dans la
colonne vertébrale. Pour arriver à les esquisser plus
complétement, si c'est possible, qu'il nous soit
permis, en retraçant à grands traits l'évolution des
masses cancéreuses du rachis, de mettre en regard
les lésions et les symptômes.

Il y a deux périodes : dans la première, le système nerveux rachidien n'est pas comprimé; les malades éprouvent des douleurs plus ou moins vives

dans le point où la néoplasie subit son évolution la plus active. Nous avons dit que les masses cancéreuses avaient un lien d'action, la région lombaire (dans les cas de cancer du sein, par exemple); c'est aussi à ce niveau que les premières douleurs apparaissent, et ce n'est que plus tard que celles-ci se déplacent; ce qui est encore en rapport avec la marche ultérieure du processus.

Par conséquent, rien de très-caractéristique à cette première période.

Dans la seconde, le système nerveux rachidien est comprimé. 3 cas peuvent se présenter :

1° *La moelle seule est comprimée.* — La paraplégie résulte du fait de la compression. Mais, comme nous l'avons vu, des dégénérations secondaires ne tardent pas à se produire; et, dans le cours du deuxième mois à partir du début de la compression, on constate de la contracture qui coïncide avec la période de prolifération conjonctive ou de sclérose secondaire. M. Bouchard (*loc. cit.*) pense que la contracture tardive chez les hémiplégiques tient aussi à l'irritation des tubes médullaires par la prolifération conjonctive.. L'observation IX est si probante que nous allons la reproduire en abrégé. Il s'agit d'une femme du service de M. Charcot, atteinte d'un cancer ulcéré du sein, dont le début remontait à six années; elle fut prise subitement de douleurs lancinantes violentes, dans les membres inférieurs. Pendant deux mois, cependant, la malade conserve assez

de forces pour pouvoir marcher en s'appuyant sur
un bâton. Au bout de ce temps, la station devenant
impossible, elle fut obligée de garder le lit; ses
jambes étaient flasques, inertes. Soixante-dix jours
environ après l'époque où elle avait été forcée de
s'aliter, les jambes commencèrent à se placer en
flexion, et cette flexion, peu marquée d'abord, aug-
menta progressivement. Les jambes étaient fortement fléchies sur les cuisses; celles-ci étaient en
adduction avec un certain degré de flexion. On
éprouvait une grande résistance lorsqu'on cherchait
à étendre les membres contracturés, et ces tenta-
tives étaient très-douloureuses pour la malade. La
sensibilité était conservée; il y avait un certain degré d'hyperalgésie, et enfin des douleurs lombaires
avec constriction très-pénible autour de l'abdomen
et à la base de la poitrine. Quoique purulentes dans
les derniers jours, les urines restèrent acides jusqu'à
la fin. La malade succomba le 18 janvier 1866, six
mois environ après le début des accidents paraly-
tiques.

L'autopsie montra une compression de la moëlle,
par une tumeur cancéreuse de la 1ᵉ vertèbre dorsale, et par un épanchement purulent du rachis,
s'étendant de la 7ᵉ cervicale à la 10ᵉ dorsale. Indépendamment d'une dégénération ascendante, à la région
cervicale, on trouva dans toute l'épaisseur des cordons latéraux du renflement lombaire, un nombre
considérable de myélocytes et de noyaux embryo-
plastiques. Les muscles de la partie postérieure de

la cuisse ne présentaient aucune strie transversale ni à la lumière directe, ni à l'éclairage oblique ; les faisceaux primitifs étaient parsemés de nombreuses granulations graisseuses, résistant à l'acide acétique ; les noyaux du sarcolème étaient extrêmement nombreux.

En résumé, lorsque la moëlle seule sera comprimée, on observera : au début, de la paraplégie avec flaccidité, état qui coïncide avec la dégénération granulo-graisseuse des tubes nerveux de la moëlle. Plus tard, de la paraplégie avec contracture, état qui coïncide avec la prolifération conjonctive entre les tubes nerveux restés sains.

3° *Les nerfs seuls sont comprimés.*—La compression dans ce cas, conduit à deux résultats différents : tantôt on trouve une altération granulo-graisseuse (compression des racines postérieures de la queue de cheval) qui peut amener une dégénération secondaire ascendante des cordons postérieurs de la moëlle et une dégénération descendante des tubes moteurs des nerfs périphériques. Les troubles symptomatiques qui en résultent, sont caractérisés par de la paraplégie douloureuse avec flaccidité (obs. x et xi). Tantôt on rencontre une névrite, lésion beaucoup plus fréquente que la précédente ; on peut y rapporter toujours des douleurs, quelquefois des douleurs et des troubles de nutrition comme dans le cas recueilli par MM. Charcot et Cotard (obs. xii.)

Quoiqu'il en soit, les symptômes varieront suivant la hauteur à laquelle se fera la compression : si c'est à la région cervicale, on observera des névralgies brachiale ou intercostale ; si c'est à la région lombaire , on aura la sciatique simple ou double de M. Cazalis.

Les deux observations suivantes sont intéressantes à ce point de vue.

Obs. XIV. — Squirrhe ulcéré du sein. — Signes de cachexie cancéreuse. — Gibbosité de la région lombaire. — Paraplégie douloureuse. — Pleurésie avec épanchement considérable. — Thoracentèse.

Autopsie : Granulations des deux plèvres. — Masses secondaires dans le foie et la colonne vertébrale. — Affaissement des corps vertébraux.—Compression de plusieurs paires nerveuses dorsolombaires.

Marie Maugin âgée de 48 ans, entre le 4 mars 1865, dans la salle Sainte-Marthe (service de M. Charcot.)

Mère morte à 52 ans d'un cancer du sein. Père mort à 60 ans d'une maladie aigue. Deux sœurs bien portantes, menstruation à quatorze ans, assez régulière depuis lors. Il y a un an, apparition d'une petite tumeur au niveau du sein gauche. Au bout de 4 mois, augmentation de la tumeur; puis douleur continue très-vive le long du dos, s'irradiant jusqu'à la nuque. Un mois plus tard, ces douleurs changent de place. Les lombes sont envahies ainsi que les membres inférieurs. A dater de cette époque, la malade est obligée de garder le lit.

Actuellement:amaigrissement, teintejaune-paille de la peau. La tumeur du sein a le volume du poing, elle est très-douloureuse et commence à s'ulcérer. Engorgement des ganglions de l'aisselle correspondante. Pas de douleur dans les lombes ou les membres inférieurs, lorsque la malade reste immobile dans le décubitus dorsal ; au contraire, les moindres mouvemements provoquent ces douleurs qui se révèlent aussi, au plus haut degré, par le pincement de la peau de ces différentes régions. La marche n'est plus possible sans soutien. Elle traîne les pieds qui lui semblent fixés au sol par un double poids. Gibbosité commençant et paraissant porter sur les apophyses épineuses des 12ᵉ dorsale et 1ʳᵉ lombaire.

Dans le courant du mois d'avril : douleurs spontanées dans le thorax et les épaules coïncidant avec une rémission complète dans les symptômes des autres régions.

Vers le milieu du mois de juin : point douloureux à droite ; en même temps, matité et souffle. Le décubitus est impossible. La dyspnée augmente de jour en jour, ce qui, joint à l'épanchement qui est devenu considérable, décide à pratiquer la thoracentèse. La malade se trouve immédiatement soulagée ; mais la faiblesse est extrême, la langue sèche et l'appétit nul.

La mort arrive huit jours après, 6 juillet 1865. Depuis plusieurs jours, la tumeur du sein s'était singulièrement accrue. Par contre, toute espèce de douleur semblait avoir disparu.

Autopsie. Cancer des deux plèvres (gouttes de cire), de plus, à droite poumon affaissé, épanchement considérable.

Masses cancéreuses multiples dispersées sur les côtes qui sont devenues flexibles au niveau de ces différents points.

Le foie présente de nombreuses cicatrices froncées et déprimées très-analogues à celles de la syphilis ; toutes correspondent à des tumeurs plus ou moins volumineuses situées dans le parenchyme même de l'organe.

La colonne vertébrale, dans ses régions dorsale et lombaire, est farcie de masses secondaires, dont plusieurs font légèrement saillie à l'intérieur du canal médullaire. La douzième dorsale et la première lombaire, sont complétement affaissées. La moelle est saine ; plusieurs des nerfs qui étaient comprimés, avaient une teinte rougeâtre, mais ne paraissaient pas dégénérés. La forme nucléaire prédominait dans toutes les tumeurs du rachis. Le stroma conjonctif était assez dense. Le cancer mammaire aussi bien que celui des vertèbres, renfermait en outre, une grande quantité de graisse sous forme de granulations, les unes libres, les autres incluses dans les éléments. Le cancer du foie se faisait remarquer par la grande abondance de noyaux du tissu conjonctif, au milieu desquels, on retrouvait des cellules hépatiques plus ou moins altérées.

Obs. XV. — Squirrhe ulcéré du sein. — Ablation. — Pas de
récidive sur place. — Paraplégie douloureuse. — Pleurésie.
Autopsie : Granulations pleurales et pulmonaires. — Masses secondaires dans la colonne vertébrale. — Affaissement du corps
de la troisième vertèbre lombaire. — Compression de plusieurs
paires nerveuses dorso-lombaires.

Louise Roger, âgée de 57 ans, entre le 28 décembre
dans la salle Sainte-Cécile (service de M. Charcot).

Mère âgée de 85 ans, en parfaite santé ; père
mort à 76 ans ; frères et sœurs bien portants. Menstruation à 14 ans, toujours très-régulière ; 2 enfants.
Ménopause à 48 ans.

A cette époque, eczéma des deux avant-bras pour
lequel elle a séjourné à Saint-Louis.

Il y a sept ans, apparition d'une petite tumeur
dure au niveau du sein droit. L'ulcération date de
dix-huit mois.

Dans le courant du mois d'avril, la malade entre
à Necker où elle est opérée par M. Desormeaux. A
partir de ce moment, impossibilité de mouvoir le
bras droit ; à sa sortie de l'hôpital (15 mois plus tard)
la cicatrisation de la plaie du sein était complète.
Depuis deux mois, douleurs de reins avec fourmillements par intervalle dans les membres inférieurs.

Actuellement, douleurs lombaires revenant par
accès, durant lesquels la malade pousse des cris ;
elles s'irradient dans l'abdómen et dans les membres inférieurs. Les pressions sur les apophyses épineuses des vertèbres lombaires suffisent à les ré-
veiller ; le bras droit est notablement affaibli, mais

pas douloureux. La marche est encore possible ;
le tronc et les membres inférieurs sont le siége
d'une sensibilité exagérée, qui augmente par le pincement. Depuis deux mois, l'appétit a presque complétement disparu.

Dans le courant du mois de février, mouvement
fébrile ; rien du côté de la poitrine ; les sensations
de température sont conservées; le simple attouche-
ment aussi bien que son siége sont nettement perçus. Enfin, la malade ne descend plus de son lit,
la fièvre augmente; on note un épanchement dans
le côté gauche de la poitrine.

La mort arrive le 20 février 1865.

Autopsie. Granulations disséminées dans toute l'é-
tendue de la plèvre viscérale et dans l'épaisseur même
du parenchyme pulmonaire ; épanchement de sérosité dans la cavité pleurale gauche ; affaissement du
lobe inférieur du poumon de ce côté.

La colonne vertébrale offre des altérations multiples et variées ; la troisième lombaire est affaissée
sur elle-même, sa hauteur égale à peine celle des
disques intervertébraux voisins. Son tissu est rougeâtre, mollasse, essentiellement composé de lamelles osseuses anciennes, de faisceaux de tissu conjonctif mélangés à des gouttelettes graisseuses très-
abondantes, des granulations graisseuses et des
grains d'hématosine. Le tissu spongieux des vertèbres voisines (2ᵉ et 4ᵉ) paraît moins consistant.
Les coupes avec le scalpel y sont faciles ; il offre
par places des masses lardacées d'un gris rosé, qui

semblent avoir repoussé, élargi les aréoles normales de l'os et sont composées de noyaux libres et de corps fusiformes en grande abondance. Sur des coupes, on voyait en outre, des cavités multiples creusées au milieu de la substance fondamentale et contenant plusieurs noyaux volumineux, avec granulations à l'intérieur et en dehors des éléments ; ces cavités étaient limitées par des couches concentriques de tissu conjonctif, elles ressemblent aux globes épidermoïdaux.

Le canal médullaire n'est pas sensiblement rétréci, mais la dure-mère est adhérente aux corps des vertèbres lombaires.

La moelle n'est pas comprimée ; différents nerfs dorso-lombaires comprimés, ne présentaient pas d'altération des tubes nerveux.

3° *La moelle et les nerfs sont à la fois comprimés.* — Cette coïncidence est peut-être plus fréquente qu'on ne pense, quoique nous n'ayons pu recueillir qu'un seul cas probant (obs. X). Au point de vue anatomique, nous en avons expliqué le mécanisme. Au point de vue clinique, il est permis de dire qu'on rencontre des symptômes mixtes en rapport avec toutes les circonstances que nous venons d'énumérer.

Maintenant que nous connaissons les lésions produites par le cancer vertébral et les symptômes immédiats qui en dépendent, nous pouvons aller plus avant dans cette étude et retourner en quelque sorte le problème clinique.

Quand on arrive auprès d'un sujet atteint de cancer primitif, s'étant généralisé à la colonne vertébrale, il est un signe qui fait rarement défaut, c'est la douleur ; elle débute par le tronc, le plus souvent à la région lombaire. De là, elle ne tarde pas à s'étendre vers les membres inférieurs.

Pour le tronc, les douleurs ont des localisations différentes comme hauteur ; ordinairement, les malades se plaignent d'un sentiment de constriction pénible qui les étreint comme le ferait une ceinture, à la partie la plus inférieure de l'abdomen. Pour les membres, elles n'ont pas toujours de lieu d'élection ; les cuisses peuvent être seules douloureuses, tantôt à leur partie supérieure, tantôt à leur partie antéro-interne ou postérieure; d'autres fois, les douleurs se font sentir plus bas ; les genoux en sont le siége au niveau des parties externe et postérieure; les jambes sur toute leur circonférence ; les pieds, le long de leurs bords externe et interne. Il est des cas où les malades ne peuvent spécifier; tout leur fait mal. Vives surtout la nuit, ces douleurs ont habituellement le caractère lancinant ou même fulgurant (coups de couteau, coups d'épingle), parfois elles s'accompagnent d'une sensation d'ailleurs purement subjective de froid ou de chaud. Toujours, il s'y joint des fourmillements qui occupent surtout les extrémités. Les douleurs peuvent persister ; elles sont sourdes alors ; par moments, elles s'exaspèrent et produisent des accès plus ou moins violents, pendant lesquels les malades sont privés de sommeil, ou même, dans certains cas, poussent des cris déchirants.

En ce qui concerne la sensibilité , point d'analgésie ou d'anesthésie; au contraire, les moindres pincements, voire même les moindres attouchements sont très-nettement perçus. Parfois, ils produisent un redoublement dans les douleurs si elles existent, ou les font naître si elles sont absentes.

Dans la majorité des cas, pas de désordre appréciable de la conscience musculaire.

La motilité est diversement troublée : au début, les malades marchent encore quoique difficilement à cause des douleurs; plus tard , ils ne quittent le lit que par nécessité , de peur de tomber ; c'est qu'aux douleurs s'est ajoutée la faiblesse musculaire. Si personne ne les soutient, ils se traînent péniblement, prenant un point d'appui sur les objets environnants ; il semble qu'un poids soit attaché à chaque pied qu'ils détachent péniblement du sol. A une époque plus avancée, la marche et la station deviennent tout à fait impossibles. On constate alors un amaigrissement notable et une faiblesse extrême, c'est à ce moment que peuvent survenir la paralysie des sphincters et les eschares.

Cet ensemble de symptômes a quelque chose de caractéristique ; les douleurs d'une part, la paraplégie de l'autre. M. Charcot a proposé le nom de paraplégie douloureuse. Nous souscrivons entièrement à cette nouvelle dénomination, à condition de ne l'appliquer qu'aux seuls cas de compression des nerfs, peu importe le siége, caractérisés anatomiquement par de la névrite. Mais, toutes les fois que la compression portera sur la moelle seulement, nous pensons que le nom de paraplégie douloureuse, encore applicable cependant (obs. X) ne sera pas suffisant pour caractériser la physionomie si variable des phénomènes qui pourront se produire. En effet, on observe :

A. De la paraplégie avec flaccidité (période granulo-graisseuse).

B. De la paraplégie avec contracture (période de prolifération conjonctive).

Les douleurs, si elles existent, ne se montrent qu'au début alors que les racines nerveuses, au voisinage du point comprimé, sont irritées. Plus tard, à la période de contracture, il est rare de les rencontrer.

Disons enfin que si les nerfs et la moelle sont comprimés, on verra la paraplégie douloureuse avec flaccidité ou avec contracture. Les faits de compression des nerfs de la queue de cheval rentrent implicitement dans ce cas; car, comme nous l'avons observé, il se produit de la douleur et de la paraplégie coïncidant avec des altérations deutéropathiques dans les cordons postérieurs de la moelle et les tubes moteurs des nerfs périphériques.

Nous terminerons cet article par la relation de deux observations donnant une bonne idée de ce qu'on doit entendre par paraplégie douloureuse. Elles n'ont pas encore pu trouver place dans notre travail, l'autopsie n'étant pas venue contrôler le diagnostic.

Obs. XVI. — Squirrhe à forme tuberculeuse ulcéré du sein. — Ablation. — Récidive sur place. — Paraplégie douloureuse.

Joséphine Simonin, âgée de 44 ans, entre le 10 août 1863 dans la salle Saint-Alexandre (service de M. Charcot).

Dans les premiers jours du mois de janvier de cette année, apparition d'une tumeur au niveau du sein droit. Ablation au mois de mai par M. Jobert. Récidive sur place. Actuellement : vaste ulcération anfractueuse dont les bords sont indurés, plissés et rétractés. Ganglions dans l'aisselle du même côté et tubercules multiples de la peau à la périphérie.

Douleurs de reins déjà sensibles avant l'opération et qui se sont notablement accrues depuis lors. Elles s'irradient en haut entre les épaules, en bas jusque dans le bas-ventre et s'accompagnent d'engourdissement dans le membre inférieur gauche. Tantôt sourdes, tantôt vives et lancinantes, elles arrachent des cris à la malade, la nuit particulièrement. La station debout est possible. Pas d'oscillations, les yeux fermés. A l'aide d'un bras ou d'une béquille, elle détache péniblement les pieds du sol ; ceux-ci restent écartés, puis retombent lourdement. La sensibilité est intacte. Pas de paralysie des sphincters. Les urines examinées au moment de l'émission ont une coloration louche et laissent déposer par le repos un sédiment blanchâtre et floconneux. Elles sont acides au tournesol ; l'acide nitrique les rend limpides avec effervescence. Par la chaleur, elles se troublent encore davantage.

Durant les derniers jours qu'elle passe à l'infirmerie, commencement d'eschare au sacrum. Le 20 septembre 1863, la malade sort sur sa demande.

Obs. XVII. — Squirrbe ulcéré de la région sous-claviculaire. — Œdème du membre correspondant. — Paraplégie douloureuse.

Joséphine Dupont âgée de 49 ans, entre le 6 septembre 1863, dans la salle Sainte-Marthe (service de M. Charcot).

Père âgé de 73 ans, assez souvent indisposé. Mère morte à l'âge de 31 ans de phthisie pulmonaire. Frère mort à l'âge de 22 ans de la même maladie. Menstruation à 19 ans. Deux enfants morts en bas âge. Ménopause depuis deux mois seulement.

Il y a deux ans, sans cause connue, apparition d'une tumeur très-dure dans le creux sous-claviculaire droit. L'ulcération date de trois mois. Depuis trois semaines œdème du bras correspondant.

La malade ressent depuis très-longtemps des douleurs vagues dans les jambes. A partir du moment où la tumeur s'est ulcérée, elles sont devenues plus vives.

Actuellement, ces douleurs reviennent par accès qui durent deux ou trois jours. Sensation de froid dans la jambe gauche qui est roide et étendue. La marche est impossible. Sensibilité tactile normale. Mais les moindres pressions sont douloureuses et provoquent des cris.

Au bout de quelques semaines on note une rémission dans les symptômes précédents, et la malade peut de nouveau marcher en s'appuyant sur les meubles. Sa jambe gauche est manifestement plus faible que celle du côté droit.

CHAPITRE III.

DIAGNOSTIC.

Les masses cancéreuses de la colonne vertébrale, qu'elles soient primitives ou secondaires, peuvent se limiter aux parties envahies sans agir sur le système nerveux rachidien. D'autres fois, elles compriment la moelle ou les nerfs, ce qui est en rapport avec leur siège et leur ancienneté. A ces trois formes anatomiques correspondent trois formes symptomatiques qui font intervenir des éléments de diagnostic différents. Nous négligeons à dessein les formes mixtes qui ne pourraient que compliquer le problème.

Avant d'aborder cette étude, nous devons chercher à résoudre une question qui ne laisse pas que d'embarrasser au début : la lésion du rachis est-elle cancéreuse? S'agit-il d'un cancer primitif ou d'un cancer secondaire? Supposons un cancer ayant débuté par la colonne vertébrale, peu importe le siége, il ne comprime ni la moelle ni les nerfs , et n'influence en aucune manière les organes préver-tébraux. En l'absence de déformation appréciable à l'extérieur, ce cas sera d'une extrême difficulté à diagnostiquer. Quelques douleurs sourdes ou lan-cinantes, fixées au point primitivement atteint , et irradiant de là dans une direction indéterminée, tels sont les seuls phénomènes appréciables. On pourra penser à des douleurs musculaires , au lumbago, à l'arthrite vertébrale, à l'ostéite vertébrale , voire même à certaines affections des organes préver-tébraux; signalons aussi l'ostéomalacie sénile, et cette ostéomalacie simple qui , d'après MM. Lebert et Rokitansky, surviendrait chez les cancéreux , quoique, à l'exemple de Fœrster, nous regardions son existence comme fort hypothétique.

En ce qui concerne les affections rhumatismales de la partie inférieure du rachis, il nous paraît im-possible d'arriver au diagnostic par la simple in-spection des phénomènes objectifs. L'ostéite débu-tante présente les mêmes difficultés. Pour les affec-tions des organes abdomino-thoraciques, la con-statation de symptômes propres à quelques-unes d'entre elles (affections des reins, du foie, de l'esto-mac; tumeurs des médiastins, etc.) suffira pour faire rejeter l'idée des cancers ou du moins celle de cancer primitif. L'ostéomalacie sénile paraît débu-ter par le thorax, et en particulier par la colonne vertébrale; mais la diffusion est la règle, et le plus souvent, en déprimant les côtes, on pourra provo-quer des douleurs, phénomène qui n'appartient pas

au cancer du rachis, à la période qui nous occupe.
Il est donc parfois très-difficile de se prononcer. Si,
par hasard, la coloration des téguments ou certains
phénomènes particuliers qn'on rattache aujourd'hui
à la thrombose veineuse ou artérielle, coïnci-
daient avec des douleurs rachidiennes, peut-être
devrait-on en tenir compte, bien qu'il soit rare de
les observer à cette période de l'affection cancéreuse.

Quand le cancer primitif de la colonne vertébrale,
tout en respectant la moelle et les nerfs, a produit
une déformation appréciable à la vue et au toucher,
le diagnostic, quoique très-difficile encore, est déjà
notablement simplifié : on hésitera entre un mal de
Pott cancéreux et un mal de Pott par carie simple
ou tuberculeuse. Les abcès secondaires font rarement défaut dans la carie, quelle qu'en soit la nature. Mais, en l'absence de ce signe, la marche plus
rapide de l'affection dans le cancer devra être prise
en considération. Nous avons maintes fois constaté
que, si le cancer, limité aux corps des vertèbres, se
développait parfois d'une façon assez lente, son évolution devenait beaucoup plus rapide lorsque des
déformations s'étaient produites. Enfin l'apparition
de tumeurs cancéreuses dans d'autres parties du
corps viendrait parfois éclairer sur la nature de la
lésion primitive du rachis. Le cancer du sein lui-
même paraît, dans quelques cas, ne se développer
que secondairement au cancer de la colonne vertébrale. M. Cazalis nous a dit avoir constaté ce fait,

et l'observation suivante, bien que manquant du contrôle de l'autopsie, nous semble l'établir clairement.

Obs. XIII. — Squirrhe à forme tuberculeuse du sein. —Ablation. — Récidive. — Paraplégie douloureuse dont le début paraît avoir précédé de sept ans l'apparition de la tumeur du sein.

Louise G…, âgée de 53 ans, entre, le 16 septembre 1866, à l'hôtel-Dieu de Lyon, salle Saint-Paul (service de M. Ollier).

Père et mère morts âgés et d'affections sur lesquelles la malade ne peut donner aucun renseignement. Frères et sœurs bien portants.

Menstruation à 17 ans, toujours régulière. Trois enfants, tous vivants ; ménopause à 50 ans. C'est vers cette époque, qu'elle ressentit, pour la première fois et sans cause connue, des douleurs violentes dans les deux seins, mais plus particulièrement dans le sein droit; gonflement concomitant, persistance de ces signes. Cependant le sein gauche ne tarde pas à diminuer. A ce moment, survient du côté opposé une tumeur volumineuse bientôt suivie de plusieurs autres : celles-ci faisaient saillie sous la peau qui était violacée ; ce n'est que dans le courant de la seconde année qu'ont apparu les tumeurs de l'aisselle correspondante.

Amputation du sein et extirpation des masses ganglionnaires il y a un an passé. Deux mois après l'opération, la cicatrisation était complète, si l'on en excepte un petit point qui se trouve encore sur le milieu de la cicatrice ; et pourtant, celle-ci n'est douloureuse que depuis le mois d'avril. La palpation permet de sentir dans l'aisselle de nombreux ganglions tuméfiés. Depuis dix ans, la malade éprouve des douleurs lombaires qui au début étaient vives, intermittentes et revenaient tantôt tous les trois mois, tantôt tous les cinq ou six mois, sans coïncidence avec les changements de température ou avec l'époque des règles. Ces douleurs duraient plusieurs jours et avaient leur maximum d'intensité en arrière sur la ligne médiane; de là, elles suivaient exactement la crête iliaque pour se perdre en avant sans délimitation précise. Il y a quatorze mois, le membre inférieur droit devint à son tour douloureux, et dès lors, les douleurs lombaires furent moins vives. Ce sont des élancements continus et profonds qui se déplacent et augmentent notablement par la pression. Il existe même des points douloureux pour la fesse, en arrière du trochanter; pour la cuisse, en avant et au tiers inférieur; pour le genou, en arrière; pour la jambe, un peu partout; pour le pied, face dorsale. Les mouvements de flexion et d'extension de la jambe sur la cuisse donnent lieu à une crépitation remarquable dans le genou. On l'entend à distance, la main appliquée sur la face dorsale de l'articulation éprouve la même sensation que dans certains cas d'arthrite ostéophytique. L'examen de la jointure ne fait constater ni épaississement de la synoviale ni corps

étrangers. Les culs-de-sac ne sont nullement dis-
tendus. Ce phénomène remonterait à 2 mois.

Depuis douze mois, la malade ne quitte plus le
lit que pour aller à la garde-robe, ce qu'elle fait en
se traînant péniblement le long de son lit. La station verticale, sans appui, est impossible sur l'une
et l'autre jambe. Les douleurs n'augmentent pas,
mais il semble à la malade qu'elle manque de soutien à la racine des cuisses. Avant l'apparition des
masses ganglionaires de l'aisselle, elle employait
des béquilles ; aujourd'hui, les pressions à ce niveau
ne sont plus tolérables, les pincements et les piqûres sont perçus d'une manière égale dans les
deux membres. Le chatouillement de la plante des
pieds amène des contractions réflexes semblables à
droite et à gauche. La sensibilité à la chaleur et
au froid est nette mais moins vive à droite. De ce
côté aussi, la température prise à la main est manifestement plus élevée. Pas de rougeur de la peau,
œdème portant sur tout le membre.

Si l'apparition de tumeurs cancéreuses dans
d'autres parties du corps peut fixer sur la nature
de l'altération primitive des vertèbres, l'apparition
de symptômes propres au cancer vertébral peut
réciproquement être d'un grand secours dans le
diagnostic de maladies viscérales dont la nature
cancéreuse restait encore obscure.

Nous sommes ainsi conduit à étudier le diagnostic du cancer secondaire de la colonne vertébrale.

Une malade ressent des douleurs le long du rachis

ou plus spécialement à la région lombaire, mais elle présente un cancer ou mieux un cancer du sein. Connaissant la fréquence de la généralisation du cancer de la colonne vertébrale, on y rapportera tout naturellement les douleurs qu'accuse la malade. Ce problème clinique, en apparence si simple, devient parfois assez complexe. L'observation suivante en est la meilleure preuve.

Obs. XIX. — Douleurs lombaires. — Ictère généralisé. — Signes d'hémorrhagie cérébrale.
Autopsie : Hémorrhagies multiples du cerveau et du cervelet. — Squirrhe développé dans le tissu cellulaire sous-péritonéal. — Masses secondaires des voies biliaires et de la colonne vertébrale.

Marie Hauduc, âgée de 62 ans, entre, le 1er septembre 1866, dans la salle Saint-Mathieu (service de M. Vulpian); menstruation à 17 ans; ménopause à 40 ans. Depuis une époque qu'on ne peut préciser, incertitude dans les mouvements, marche difficile, vertiges. Il n'y a que quelques semaines qu'elle ressent des douleurs fixées à la région lombaire et irradiant de là dans la cuisse gauche.

Vers le milieu du mois, survient un ictère généralisé. Pas de douleur dans l'hypochondre droit. Le foie ne paraît pas augmenté de volume. Rien du côté des poumons. Du côté du cœur, bruit de souffle au premier temps avec maximum à la base. Anorexie; constipation; pouls normal.

Les jours suivants, douleur à la région hépa-

tique. Fièvre avec délire par moments. Teinte icté-
rique de la peau plus marquée ; selles argileuses.
Urines très-colorées.

Au commencement d'octobre, indépendamment
des phénomènes précédents , on note de l'embar-
ras de la parole et de l'assoupissement. Les pincements et les piqûres ne sont pas perçus. Epistaxis
à différentes reprises.

La mort arrive le 10 octobre 1866.

Autopsie. — La coloration des téguments a per-
sisté. Rien du côté des os du crâne. Hémorrhagies
multiples du cerveau et du cervelet, dont les arté-
rioles sont le siége d'anévrysmes nombreux. Les
parois de tous les foyers sont imprégnées par la
matière colorante de la bile. Les deux poumons
présentent un peu d'œdème à la base. Rien du côté
du cœur.

A l'ouverture de la cavité abdominale, on trouve
au-dessous du foie une tumeur mamelonnée, profondément cachée, et plus particulièrement en rapport avec le sillon transverse. Le duodénum et le
pylore lui sont adhérents en dehors. Le pancréas
se trouve en avant; il est sain et son conduit peut
recevoir facilement une sonde cannelée de gros
volume. La vésicule biliaire, qui est en avant et un
peu en dehors, offre une distension considérable.
Sur ses parois on remarque de petites plaques
saillantes, blanchâtres ; elle est remplie d'un liquide épais, noirâtre, avec quelques petits calculs.
Examiné au microscope, ce liquide présente des

gouttelettes graisseuses, des tablettes de cholestérine en assez grande abondance, des globules sanguins déformés et des amas de granulations jaunâtres (cristaux d'hématoïdine et matière colorante
de la bile).

Le canal cystique renferme à son union avec le
col de la vésicule une tumeur qui l'oblitère complé-
ment à ce niveau. Le reste du canal est libre jusqu'au canal cholédoque. Celui-ci ne présente ni
tumeur ni dilatation. Sa surface est lisse. Le canal
hépatique, à son entrée dans le foie, offre une dilatation dans laquelle viennent s'ouvrir plusieurs
conduits d'où la pression fait sortir un sang épais,
noirâtre, mêlé de caillots; il est composé presque
exclusivement d'éléments sanguins altérés et de
cellules épithéliales plus ou moins déformées.

Le tissu du foie a une teinte jaunâtre très-prononcée. Pas de tumeur ni à sa surface ni dans son
épaisseur. Les cellules hépatiques sont irrégulières,
déformées ; elles contiennent des granulations
graisseuses en assez grande quantité. Leurs nucléoles sont peu apparentes. Quelques-unes ont été
détruites ; nombreuses granulations moléculaires
libres.

Le canal vertébral est intact. Une coupe des corps
vertébraux laisse voir plusieurs masses jaunâtres ,
assez bien limitées en apparence, occupant la région lombaire. Le tissu osseux a presque entièrement disparu à leur niveau. Elles sont essentiellement composées d'éléments (noyaux et cellules)

volumineux, très-granuleux, limités par un stroma de tissu conjonctif rempli de granulations moléculaires. Une préparation portant sur le tissu spongieux des vertèbres, à une certaine distance des masses jaunâtres, permettait de constater les mêmes lésions, mais à un degré moins avancé. Vastes cavités anfractueuses creusées aux dépens de la substance fondamentale de l'os qui s'atrophie, et contenant, au milieu d'un stroma blanchâtre, des noyaux volumineux à nucléoles multiples et très-réfringents.

La tumeur primitive de l'abdomen, très-volumineuse et très-dure, était blanchâtre à la coupe. Elle donnait du suc par le raclage. Sa structure était identique à celle des masses secondaires des vertèbres.

Les faits de ce genre sont rares, et le plus souvent on pourra établir, d'une part l'existence du cancer primitif, de l'autre sa généralisation à la colonne vertébrale. La constatation de symptômes propres à d'autres affections douloureuses de cette région serait seule capable de faire rejeter l'idée de cancer secondaire.

Nous croyons avoir démontré que le cancer mammaire, à moins de complications particulières, amenait presque toujours la généralisation vertébrale. On pourrait se demander si cette généralisation sera d'autant plus probable que la tumeur primitive aura été ou non opérée, qu'elle aura récidivé, etc. Nous pouvons dire que le cancer secondaire de la

colonne vertébrale se rencontre dans toutes ces circonstances. Mais, faisons remarquer que diverses
opérations (extirpations incomplètes, cautérisations)
semblent hâter la marche du processus en irritant
le foyer où il a pris naissance. Enfin, les malades
qui ont subi une ou plusieurs opérations portent
leur cancer depuis un certain temps, et il ne serait
pas étonnant que la statistique vînt démontrer ultérieurement la plus grande fréquence de la généralisation à la suite des opérations. Des réflexions
du même ordre s'appliquent aux récidives.

Le diagnostic du cancer vertébral une fois établi,
il y a lieu de rechercher si les symptômes qu'on
constate doivent être rapportés à la compression
des nerfs ou à celle de la moelle.

L'irritation des nerfs dans les parties supérieures
du rachis sera rendue évidente par l'apparition de
certaines éruptions, comme le zona. Mais, en l'absence de ce phénomène qui est rare, les névralgies
brachiale ou intercostale pourront être attribuées à
la compression des nerfs dans les trous de conjugaison. L'existence de masses ganglionnaires dégénérées dans l'aisselle correspondante, pour la névralgie brachiale, celle d'un cancer des côtes, pour
la névralgie intercostale, obligeraient naturellement
à changer de manière de voir.

La compression et l'irritation de la queue de cheval ou des nerfs qui lui font suite déterminent surtout
des douleurs lombaires très-vives, qui ne tardent
pas à irradier dans les membres inférieurs pour se

renforcer parfois au niveau des articulations (1). La paralysie musculaire survient lentement et d'une façon inégale des deux côtés. Observe-t-on une paraplégie complète, il est probable que des dégénérations secondaires de la moelle se sont produites.

Une paraplégie qui apparaît brusquement et ne s'accompagne que de médiocres douleurs, indique d'ordinaire une compression de la moelle (2). Si, à la paraplégie, se joint, au bout de quelque temps, une contracture permanente, avec exaltation des mouvements réflexes, on peut affirmer l'existence d'une compression de la moelle au-dessus du renflement lombaire, avec sclérose secondaire des cordons latéraux.

(1) Les douleurs que ressentent les malades au niveau des articulations pourront donner le change dans certains cas. Le cancer épiphysaire n'est pas rare ; le rhumatisme chronique coïncide assez souvent avec l'affection cancéreuse, et l'immobilité prolongée produit fréquemment des altérations dont les conséquences cliniques sont importantes à connaître.

(2) Ici encore, on pourra observer des manifestations articulaires caractérisées par une tuméfaction douloureuse avec rougeur et chaleur. Signalée pour la première fois, en 1831, par Mitchell, dans le cours de lésions chirurgicales de la moelle épinière, cette affection singulière a depuis été constatée par Remak et par M. Charcot. Les observations plus récentes de MM. Weir-Mitchell, Morehouse et Keen (1864), ainsi que les expériences de M. Benedikt (1865), sont des preuves nouvelles en faveur de l'origine assignée à ces troubles de nutrition.

CONCLUSIONS.

I. Le cancer de la colonne vertébrale peut être primitif ou secondaire.

De ces deux formes l'une est rare, ce qui paraît tenir à ce qu'on n'a pas examiné d'assez près certains cas d'ostéomalacie. L'autre est relativement fréquente; elle se montre comme phénomène ultérieur, soit du cancer externe, soit du cancer interne.

Le cancer du sein, à moins de complications particulières, amène presque fatalement le cancer secondaire de la colonne vertébrale.

Le cancer primitif des autres organes conduit au même résultat.

II. La forme anatomique du cancer paraît avoir une influence décisive sur sa généralisation à la colonne vertébrale.

III. Les premiers phénomènes néoplasiques apparaissent au sein des corps vertébraux de la région lombaire. S'il existe des exceptions, elles tiennent exclusivement au siége du cancer primitif et sont presque toujours en rapport avec l'évolution des masses généralisées intermédiaires.

Avant qu'on puisse constater rien de caractéristique, il est une période non encore décrite, consistant dans la formation d'un tissu ostéoïde, dont les modifications ultérieures sont de la plus haute importance au point de vue pathogénique.

Les masses secondaires de la colonne vertébrale une fois développées, reproduisent les formes anatomiques des tumeurs cancéreuses qui leur ont donné naissance.

L'ostéite hypertrophiante qu'on rencontre si fréquemment dans ces cas, tient à deux causes essentiellement différentes, comme nature : la première est morbide, la seconde est mécanique; l'une et l'autre agissent en produisant de l'irritation.

IV. Le cancer de la colonne vertébrale, toute question de siége et de nature mise de côté, a pour tendance constante d'amener la compression du système nerveux rachidien.

Les lésions qui peuvent en résulter, les symptômes par lesquels celles-ci se révèlent, sont variables :

1° *La moelle seule est comprimée.* On observe une altération dans toute l'épaisseur de la moelle, au point comprimé; et de plus, des lésions secondaires les unes au-dessus, les autres au-dessous de ce point. Les lésions ascendantes se produisent surtout dans les cordons postérieurs, les lésions descendantes se montrent principalement dans les cordons latéraux. Le processus passe par deux périodes successives : dans la première, qui est destructive, altération granulo-graisseuse des tubes nerveux; dans la seconde, qui est réparatrice, prolifération conjonctive au sein des tubes nerveux dégénérés. La paraplégie résulte du fait seul de la compression.

Des dégénérations secondaires se produisent-elles? Durant toute la première période, on remarque de la paraplégie avec flaccidité ; à partir de la seconde (dans le cours du deuxième mois), on observe de la paraplégie avec contracture.

2° *Les nerfs seuls sont comprimés.* On rencontre deux sortes de lésions : *A*. Une altération granulo-graisseuse, qui, lorsqu'elle porte sur les racines postérieures de la queue de cheval, peut amener une dégénération ascendante dans les cordons postérieurs de la moelle, et une dégénération descendante des tubes moteurs des nerfs périphériques. Au point de vue clinique, ce cas rentre implicitement dans celui où la moelle seule est comprimée. *B*. Une névrite véritable, lésions beaucoup plus fréquentes que la précédente, et à laquelle peuvent être rapportées, non-seulement des douleurs, mais des troubles de nutrition extrêmement remarquables.

3° *La moelle et les nerfs sont à la fois comprimés.* Les lésions et les symptômes qui en dépendent sont en rapport avec toutes les circonstances qui précèdent.

V. L'étude du cancer de la colonne vertébrale, ainsi édifiée sur de nouvelles bases, permettra aux médecins d'ajouter un chapitre à l'histoire déjà si complexe des paraplégies ; aux chirurgiens, de différer une opération qui ne peut que hâter le dénouement fatal.

EXPLICATION DES FIGURES.

Fɪɢ. I. — *Coupe de l'os au niveau de l'ulcération fronto-orbitaire (obs. VII).*

Au centre, cavités anfractueuses résultant de l'agrandisse-ment des canalicules de Havers aux dépens de la substance fondamentale. Elles contiennent de nombreux éléments médullaires qui ont de la tendance à prendre une forme allongée. A la périphérie, la disparition complète de la substance fondamentale intermédiaire aux canalicules a produit de vastes échancrures remplies d'éléments sem-blables.

Fɪɢ. II. — *Coupe de la petite masse blanchâtre, trouvée dans l'intérieur du corps de la première vertèbre lombaire (obs. VII).*

Sur différents points, languettes de tissu osseux bien distinctes des parties environnantes qui sont sur un plan plus inférieur et paraissent essentiellement composées : en bas, d'une substance fondamentale hyaline, transparente, striée en certains points et creusée de cavités renfermant tantôt un seul élément (noyau ou cellule), tantôt plusieurs éléments médullaires ; en haut et sur les côtés, d'une grande quantité d'éléments médullaires jeunes et de quelques vési-cules graisseuses qui masquent en partie les derniers restes de la substance fondamentale précédemment décrite.

Fɪɢ. III. — *Coupe de la tumeur végétante du cou (obs. VII).*

Au milieu d'un stroma de tissu conjonctif, petites cavités plus ou moins arrondies, contenant des cellules épithéliales cylindriques symétriquement disposées les unes à côté des autres et adhérentes entre elles. Nombreuses granulations moléculaires graisseuses, soit libres, soit incluses dans les éléments.

Fɪɢ. IV. — *Altération des nerfs de la queue de cheval dans un cas de compression (obs. X).*

Quelques tubes nerveux présentent un commencement de dégénération granulo-graisseuse. Plusieurs ont leur appa-rence normale. Presque tous sont le siége d'un grand nombre de noyaux du tissu conjonctif.

A. Parent, imprimeur de la Faculté de Médecine, rue M.-le-Prince, 31.

Tripier (L.) Du Cancer de la colonne vertébrale

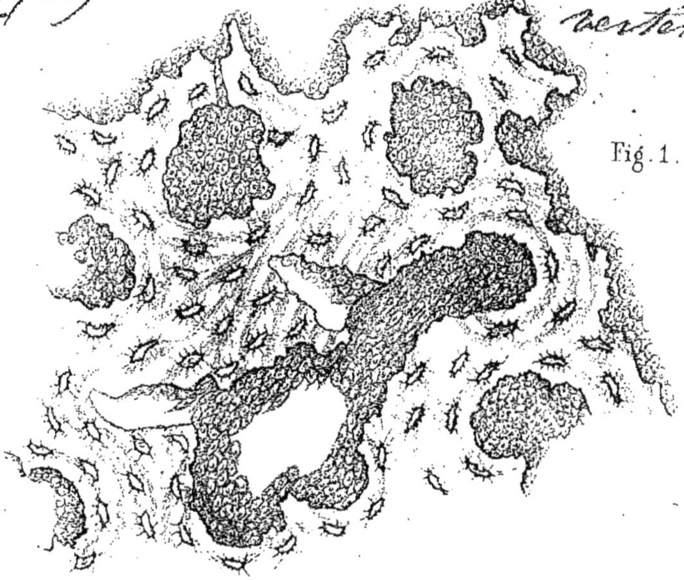

Fig. 1.

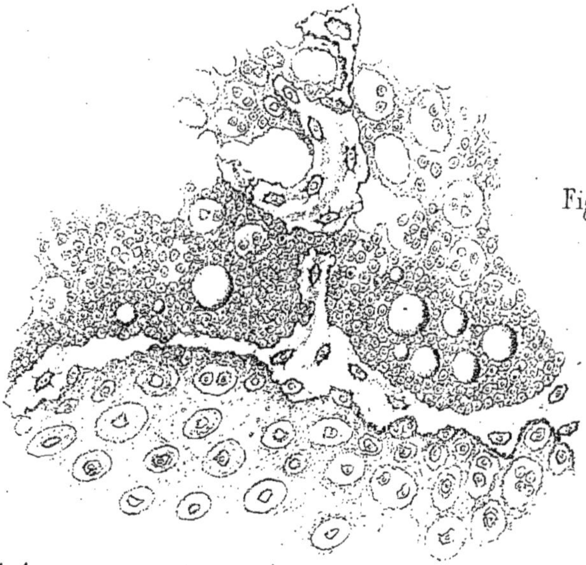

Fig. 2.

Fig. 4.

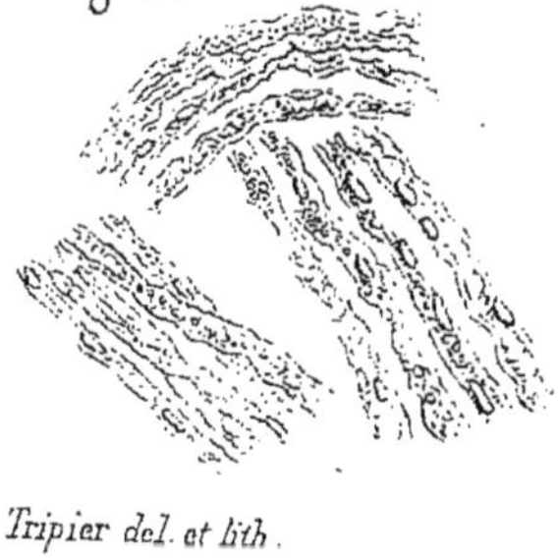

Fig. 3.

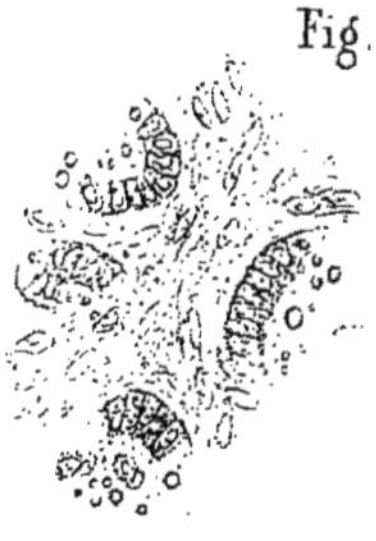

18

Tripier

Léon Tripier del. et lith.

Imp. Bocquet, Paris.

PARIS. — A. PARENT, IMPRIMEUR DE LA FACULTÉ DE MÉDECINE,

31, rue Monsieur-le-Prince, 31

www.ingramcontent.com/pod-product-compliance
Ingram Content Group UK Ltd.
Pitfield, Milton Keynes, MK11 3LW, UK
UKHW021734090726
13657UKWH00002B/693